国家古籍出版

专项经费资助项目

100 种珍本古医籍校注集成

伤寒类证活人书

宋·朱 肱 撰

刘从明 魏 民 于 峥 校注

中医古籍出版社

Publishing House of Ancient Chinese Medical Books

图书在版编目（CIP）数据

伤寒类证活人书 /（宋）朱肱撰；刘从明等校注 . – 北京：中医古籍出版社，2012.6（2023.3 重印）

（100 种珍本古籍校注集成）

ISBN 978-7-80174-802-7

Ⅰ . ①伤… Ⅱ . ①朱…②刘… Ⅲ . ①伤寒论 – 问答 Ⅳ . ① R222.23-44

中国版本图书馆 CIP 数据核字（2010）第 001123 号

100 种珍本古医籍校注集成

伤寒类证活人书

宋·朱　肱　撰

刘从明　魏　民　于　峥　校注

责任编辑　李艳艳

封面设计　陈　娟

出版发行　中医古籍出版社

社　　址　北京市东城区东直门内南小街 16 号（100700）

电　　话　010-64089446（总编室）010-64002949（发行部）

网　　址　www.zhongyiguji.com.cn

印　　刷　北京市泰锐印刷有限责任公司

开　　本　850mm×1168mm　1/32

印　　张　8.5

字　　数　160 千字

版　　次　2012 年 6 月第 1 版　2023 年 3 月第 2 次印刷

书　　号　ISBN 978-7-80174-802-7

定　　价　30.00 元

《100种珍本古医籍校注集成》专家委员会

《100种珍本古医籍校注集成》编委会

序　一

中医药是中华民族的瑰宝，在我国各族人民长期的生产生活实践和与疾病作斗争中逐步形成并不断丰富发展，为中华民族的繁衍昌盛做出了重要贡献。作为中国特色医药卫生体系的重要组成部分，至今仍在维护人民健康中发挥着独特作用。中医药天地一体、天人合一、天地人和、和而不同的思想基础，整体观、系统论、辨证论治的指导原则，以人为本、大医精诚的核心价值，不仅贯穿于中医药对生命、健康和疾病的认知理论和防病治病、养生康复的临床实践，而且深刻地体现了中华民族的认知方式、价值取向和审美情趣，具有超前性和先进性。随着健康观念变化和医学模式转变，中医药越来越显示出其宝贵价值、独特优势和旺盛的生命力。

中医药古籍作为保存和传播中医药宝贵遗产的知识载体，记载了几千年来医药学家防病治病的临床经验、方药研究成果和医学理论体系，是不可再生的珍贵资源，是中医药学继承、发展、创新的源泉，具有重要的历史、文化和科学价值。但是由于种种原因，中医药古籍的保护、整理与利用状况令人担忧。这些珍贵的典籍有的流失海外，国内已不存；有的尘封闭锁，不为人所知所用；有的由于多年的自然侵蚀和保管条件缺乏而面临绝本的危险。抢救和保护好这些珍贵的历史文化遗产已刻不容缓。

国家十分重视中医药古籍的保护、整理和利用。《国务院关于扶持和促进中医药事业发展的若干意见》明确指出，要做好中医药继承工作，开展中医药古籍普查登记，建立综合信息数据库和珍贵古籍名录，加强整理、出版、研究和利用，为做好中医药古籍保护、整理和利用工作指明了方向。近年来，国家中医药管理局系统组织开展了中医药古籍文献整理研究。中国中医科学院在抢救珍贵的中医药孤本、善本古籍方面开展了大量工作，中医古籍出版社先后影印出版了大型系列古籍丛书、珍本医书、经典名著等，在中医古籍整理研究及出版方面积累了丰富的经验。此次，中医古籍出版社确立“100 种珍本古医籍整理出版”项目，组织全国权威的中医药文献专家，成立专门的选编工作委员会，多方面充分论证，重点筛选出学术价值、文献价值、版本价值较高的 100 种亟待抢救的濒危版本进行校勘整理和出版，对于保护中医药古籍，传承祖先医学财富，更好地为中医药临床、科研、教学服务，弘扬中医药文化都具有十分重要的意义。衷心希望中国中医科学院、中医古籍出版社以整理研究高水平、出版质量高标准的要求把这套中医药古籍整理出版好，使之发挥应有的作用。也衷心希望有更多的专家学者能参与到中医药古籍的保护、整理和利用工作中来，共同为推进中医药继承与创新而努力。

中华人民共和国卫生部副部长
国家中医药管理局局长
中华中医药学会会长
王国强

2010 年 1 月 6 日

序　二

中医药学以临床疗效为基础，在累代实践、认识的观察链条中凝结着珍贵的生命科学知识。这些知识记载在中医药古籍文献中，如震惊世界科技界并获1992年中国十大科技成就奖之一的青蒿素就是受距今1600多年前晋代医家葛洪《肘后备急方》中记载启示研制成功的。因此可以说，中医药学的创新离不开古医籍文献。换句话说，中医药古籍文献是中医药学发展的源头活水。要想很好地发掘利用中医古文献，其前提就是对其进行整理研究。然而，大量古医籍未得到应有的整理和出版，中医古籍中蕴藏的丰富知识财富未得到充分的研究与利用，极大地影响了中医学的继承发展以及特色优势的保持与发挥。为使珍贵中医典籍保存下来，并以广流传，服务于中医临床、科研及教学，中医古籍的整理、研究及出版具有非常意义。

《国务院关于扶持和促进中医药事业发展的若干意见》指出，中医药（民族医药）是我国各族人民在几千年生产生活实践和与疾病作斗争中逐步形成并不断丰富发展的医学科学，为中华民族繁衍昌盛做出了重要贡献，对世界文明进步产生了积极影响。新中国成立特别是改革开放以来，党中央、国务院高度重视中医药工作，中医药事业取得了显著成就。但也要清醒地看到，当前中医药事业发展还面临不少问题，不能适应人民群众日益增长的健康需求。意见明确提出："做好中医药继承工作。开展中医药古籍普查登记，建立综合信息数据库和珍贵古籍名录，加强整理、出版、研究和利用。"

中医古籍出版社承担的"100种珍本古医籍整理出版项目"，是集信息收集、文献调查、鉴别研究、编辑出版等多方面工作为一体的系统工程，是中医药继承工作的具体实施。其主要内容是经全国权威的中医文献研究专家充分论证，重点筛选出学术价值、文献价值、版本价值较高的100种亟待抢救的濒危版本、珍稀版本中医古籍以及中医古籍中未经近现代整理排印的有价值的，或者有过流传但未经整理或现在已难以买到的本子，进行研究整理，编成中医古籍丛书或集成，进而出版，使古籍既得到保护、保存，又使其发挥作用。该项目可实现3项功能，即抢救濒危中医古籍，实现文献价值；挖掘中医古籍中的沉寂信息，盘活中医药文献资料，并使其展现时代风貌，实现学术价值；最充分地发挥中医药古代文献中所蕴含的能量，为中医临床、科研及教学服务，实现实用价值。

当前，中医药事业正处在战略发展机遇期，愿"100种珍本古医籍整理出版项目"顺利进行，为推动中医药事业持续健康发展、弘扬中华文化作出应有的贡献。

中国中医科学院首席研究员 曹洪欣

2011年3月6日

校注说明

《伤寒类证活人书》亦称《类证活人书》，宋·朱肱撰著。成书于宋大观元年（1107）。初名《无求子伤寒百问方》，政和年间（1111～1118），由张蒇作序，朱氏重校，易名《南阳活人书》。后经宋·王作肃参考历代医籍予以增注，参入各条之下，名《增释南阳活人书》。明万历年间（1573～1619）经王肯堂、吴勉学校勘集入《古今医统正脉全书》，题为《增注无求子类证活人书》。至清末陆心源《皕书楼藏书志》中有《增注无求子类证伤寒活人书》的书名记载，与明刊多种刊本书名一致。因刊刻传抄洐变，书名遂定为《伤寒类证活人书》。

全书22卷。书首有自序及张蒇序等。卷一至卷十一，以问答为体例，论述经络、切脉、表里、阴阳，剖析伤寒的各种相类证候，畅发仲景之奥义；卷十二至卷十五，以方类证辨析《伤寒论》112方；卷十六至卷十八，采撷各家方论126首，补《伤寒论》证多药少；卷十九至卷二十一，兼论妇人、小儿伤寒及疮疹等证治；卷二十二载李子建"伤寒十劝"等。

本书禀承仲景学术之旨，兼纳后世各家方论，辨病每倡导从经络循行部位释解六经证候，论治侧重表里阴阳辨证，并在病因、病机、诊断和治疗上确有不少独到见地，尤其对《伤寒论》整理和阐释贡献颇大。徐灵胎在《医学源流论》中曾赞誉道："宋人之书，能发明《伤寒论》，使人有所执持而易晓，大有功于仲景者，《活人书》为第一。”实为中医临证和基础研究的必备参考之书。

作者朱肱（约11世纪~12世纪间）字翼中，号无求子，晚年归寓杭州大隐坊，自号大隐翁，北宋吴兴（今浙江湖州）人，宋代著名中医学家。朱肱博学通儒，为宋元祐三年（1088年）进士，曾任奉议郎，人称朱奉议。后因忤旨罢官，以行医为业。精通《伤寒论》，为当时著名的伤寒学家。

本书现存主要版本有明万历十九年（1591）徐镕校刻本、万历二十九年《古今医统正脉全书》本、日本宝历三年《伤寒百问》版、日本宽政六年（1794）台州荻氏校刻本、清光绪十年（1884）江南机器制造局刻本，晚近通行本为1939年商务印书馆铅印本。

以明万历徐镕校刻本为底本，以清光绪十年江南机器制造局刻本为主校本。对于底本原则上不删节、不改动，将原来竖排版改为现代横排版式，加现代标点。繁体字一律改为规范简化字；异体字改为通行规范字；古今字、通假字一律不改动，在首见处出注说明；避讳字原则上不改动，如特别需要恢复本字者，出注说明。在校注过程中，以对校为主，如系底本讹误，出注说明，可校可不校者不出注；若读不通的字、词、句采用对校不能解决的，则采用本校、他校、理校，但凡改动一字，必出注说明。凡难字、僻字、易于误解的异读字，均加注释并注音，注音采用汉字拼音加直音法；凡有歧义、僻义、费解之词，原则上加注；凡书名、人名、地名，一般不作注释。

校注者

续刻《类证活人书》序

伤寒之病，日传一经，经尽而复，七日之中，治之得当，不尽剂而愈；治违其法，变证靡常。性命存亡，在于呼吸。处方之顷，一命之生死，一家之安危，甚者一脉之延斩系焉，所关亦大矣哉。盖自古已然也。汉长沙太守仲圣悯之，援伊尹《汤液方》，著《伤寒论》一书，为治法之准绳。药病相当，效如桴鼓。然词古义深，非好学深思之士，沉潜力索，难窥其奥。宋朱进士肱，钻研八载，而融会其方，以读之不易，而疑似之难辩也，将六经一百一十三方，分证编类，设为百问，益以妇人伤寒杂方，弥补其缺，共成二十卷，名之曰《南阳活人书》。盖述而不作，尊善与长沙，而不以自贤也。从此读《伤寒论》者，如瞽循导杖，车认南针，津逮后人，无所止极，实为长沙之功臣。原序谓当时印行者凡五处，错误颇多，重为校刻。则在宋时已有六板，流传至今，或有什袭以藏者，然而未见也。

国朝刻书之盛，为古来所未有。独于此书未见单行善本，岂僻陋所未知耶。癸未秋，得明刻《医统》中本，模糊残缺，错误复多，而坊间已难得矣。此书若不续刻，朱君类集之功、活人之志，殆将湮没。继绝衍绵，后人之责。亟付本局官匠缮雕，并嘱赵君静涵任斯校对，以精于医而博学者也。刻成发坊，冀广流传，庶几后之学者，循委竞端，溯流得源，拯危殆之证，而不至以药误人也，皆朱君之泽也。

光绪十年仲秋总理江南机器制造总局古吴潘露序

自　序

伤寒诸家方论不一，独伊尹、仲景之书，犹六经也。其余诸子百家，时有一得，要之不可为法。又况邪说妄意，世业名家，规利虽厚，因果历然。特以伊尹《汤液》，仲景经络，常人难晓，士大夫又以艺成而下，耻而不读，往往仓卒之际，束手待尽，卒归之于命而已。世人知读此书者亦鲜，纵欲读之，又不晓其义。况又有好用凉药者，如附子、硫黄，则笑而不喜用，虽隆冬使人饮冷，服三黄丸之类；有好用热药者，如大黄、芒硝，则畏而不敢使，虽盛暑劝人炙煅，服金液丹之类。非不知罪福，偏见曲说所趣者然也。阳根于阴，阴本于阳，无阴则阳无以生，无阳则阴无以化。是故春时气温，当将理以凉，夏月盛热，当食以寒，君子扶阴气以养阳之时也，世人以为阴气在内，反抑以热药，而成疟痢脱血者多矣。秋时气凉，当将息以温，冬时严寒，当食以热，君子扶阳气以养阴之时也，世人以阳气在内，乃抑以凉药，而成吐痢腹痛者多矣。伐本逆根，岂知天地之刚柔，阴阳之逆顺，求其不夭横也难矣。偶有病家，曾留意方书，稍别阴阳，知其热证，则召某人，以某人善医阳病；知其冷证，则召某人，以某人善医阴病，往往随手全活。若病家素不晓者，道听泛请，委而听之。近世士人如高若讷、林亿、孙奇、庞安常，皆惓惓于此，未必章句之徒，不谙且骇也。仆因闲居，作为此书，虽未能尽窥伊尹之万一，庶使天下之大，人无夭伐，老不哭幼，士大夫易晓而喜读，渐浸积习，人人尊生，岂曰小补之哉？仲尼曰：吾少也贱，故多能鄙事。学者不以为鄙，然后知余用意在此而不在彼。

大观元年正月日　前进士朱肱序

仆乙未秋，以罪去国，明年就领宫祠以归。过方城，见同年范内翰云：《活人书》详矣，比《百问》十倍，然证与方分为数卷，仓卒难检耳。及至濉阳，又见王先生《活人书》，京师、成都、湖南、福建、两浙凡五处印行，惜其不曾校勘，错误颇多。遂取缮本，重为参详，改一百余处，命工于杭州太隐坊镂板，作中字印行，庶几缓急，易以检阅。然方术之士，能以此本游诸聚落，悉为改证，使人读诵，广说流布，不为俗医妄投药饵，其为功德，获福无量。

政和八年季夏朔　朝奉郎提点洞霄宫朱肱重校证

序

余顷在三茅，见无求子《伤寒百问》，披而读之，不知无求子何人也。爱其书，想其人，非居幽而志广，形愁而思远者，不能作也。惠民忧国，不见施设，游戏艺文，以阅岁月者之所作乎？逃世匿迹，抗心绝虑，灌园荒丘，卖药都市者之所作乎？颠倒五行，推移八卦，积功累行，以就丹灶者之所作乎？不然，则穷理博物，触类多能，东方朔者耶？浩歌散发，采掇方技，皇甫谧者耶？周流人间，卫生救物，封君达者耶？前非古人，后无作者，则所谓无求子者，余不得而知也。三茅三年，挟册抵掌，未尝停手，所藉以全活者，不知其几人也。惜其论证多而说脉少，治男子详而妇人略，铢两讹舛，升匊不明，标目混淆，语言不通俗，往往闾阎有不能晓者，此余之所以夙夕歉然者也。今秋游武林，邂逅致政朱奉议，泛家入境，相遇于西湖之丛林。因论方士，奉议公乃称贾谊云：古之人，不在朝廷之上，必居医卜之中。故严君平隐于卜，韩伯休隐于医；然卜占吉凶，医有因果。不精于医，宁隐于卜。班固所谓有病不治，得中医，盖慎之也。古人治伤寒有法，治杂病有方。葛稚川作《肘后》，孙真人作《千金》，陶隐居作《集验》，元晏先生作《甲乙》，率著方书。其论伤寒活法者，长沙太守一人而已。华陀指张长沙《伤寒论》为活人书，昔人又以《金匮玉函》名之，其重于世如此。然其言雅奥，非精于经络不可晓会。顷因投闲，设为对问，补苴缀缉，仅成卷轴，因出以相示，然后知昔之所见《百问》，乃奉议公所作也。因乞其缮本，校其详略，而《伤寒百问》，十得五六，前日之所谓歉然者，悉完且备。书作于己巳，成于戊子，增为二十卷，厘为七册，计九万一千三百六十八字。得此书者，虽在崎岖僻陋之邦，道途仓卒之际，据病可以识证，因证可以得方，如执左契，易如反掌。遂使天下伤寒，无横夭之人，其为饶益，不可思议。昔枢密使高若讷作《伤寒纂类》，翰林学士沈括作《别次伤寒》，直秘阁胡勉作《伤寒类例》，殿中丞孙兆作《伤寒脉诀》，蕲水道人庞安常作《伤寒总病论》，虽互相发明，难于检阅，比之此书，天地辽落。张长沙，南阳人也，其言虽详，其法难知。奉议公祖述其说，神而明之，以遗惠天下后世。余因揭其名为《南阳活人书》云。

大观五年正月日张蒇叙

青　词

窃以神农尝药，伊尹论方，证顺阴阳，虽克求于民瘼，时无疫疠，盖有赖于神明。瞻彼昊穹，哀此黎庶。伏念臣浪游东土，空阅流光，篾闻经国之谋，端议济人之术。冥冥长夜，怜横死之无辜；断断穷年，矧余生之多病。自朝及夕，考古验今，首尾几二十一年，前后仅九万余字。焦心皓首，绝笔青编，原其微功，实自潜祐。属成书之将上，爰奏牍以先天。恭即兰场，肆陈醮席。冀九清之降鉴，祈万宇于康宁，仰获证明，庶传永久。臣无任恳祷之至。

进　表

臣闻钟山非矫，幽人蹑屩于深林；衡岳虽遥，志士献书于北阙。盖行藏之有数，非狂狷所能知。（中谢）伏念臣出自蔀屋之微，尝奉大廷之对。昔为冗吏，今作闲人，乃因三余，著成《百问》。上稽伊尹《汤液》之论，下述长沙经络之文，诠次无差，搜罗殆尽，从微至著，盖不可加，亘古及今，实未曾有，载在简册，图之丹青。思欲胶口而不传，大惧利己而无益。恐先朝露，虚弃寸阴。学古入官，既无裨于国论；博施济众，庶或广于仁风。伏惟皇帝陛下，经纬之文；出自天纵；纪纲之治，成于日跻。疆宇开拓于版图，弦歌洋溢乎天下。栖神内景，属意生民。收拾人材，凡片善寸长，皆有所用；勤恤民隐，虽沉疴垂老，各安其居。玉烛亘天以流离，朱草填廷而委积。湛恩滂沛，温诏丁宁。致兹丘园一介之愚，亦效涓埃万分之助。蒇明大道，敷奏弥文。杨雄所怀以既章，蔡泽没齿而无憾。重惟道途修阻，巾笈护持。未免客嘲，焉令鬼泣。顾因果之有在，兹俯仰而不惭。傥合宸衷，自詧舆议。特羁縻于丹灶，徒景仰乎公车。谨遣男遗直赍臣所撰书一函八册，共二十卷，躬诣检院，投进以闻。委有观采，伏乞宣付国子监印造颁行。如臣学植浅陋，违戾于经，即乞委官参详，然后布之天下，以福群生。臣无任干天冒圣，激切屏营之至。

政和元年正月一日奉议郎致仕臣朱肱谨上

谢　启

命出于中，恩归有自。艺成而下，唯济世可以无嫌；禄在其中，苟为贫有何不可。如肱者，瞿聃遮眼，医卜藏身。十载投闲，怜桑麻之已长；一朝就列，愧松菊以难存。方将穿墨池以灌园，安丹灶而息火。扫除伎俩，淘汰因缘。不虞汤液之言，偶合春秋之法。道俗交庆，鱼鸟亦惊。龙光只荷于殊恩，陶冶实资于大化。此盖伏遇太师相公，无心造物，有意为民。以人物升沉为深忧，以世谛俯仰为可愧。苟有一得，不问其他。致兹流落之余，亦在使令之数。敢不激昂晚节，棰策下愚。稽首倾心，岂特平日之师仰；断臂抉目，盖将投老以依归。

《活人书》论

徐大椿

宋人之书，能发明《伤寒论》，使人有所执持而易晓，大有功于仲景者，《活人书》为第一。盖《伤寒论》不过随举六经所现之证以施治，有一证而六经皆现者，并有一证而治法迥别者，则读者茫无把握矣。此书以经络病因传变疑似，条分缕晰，而后附以诸方治法，使人一览了然，岂非后学之津梁乎？其书独出机杼，又能全本经文，无一字混入己意，岂非好学深思，述而不作，足以继往开来者乎？后世之述《伤寒论》者，唐宋以来，已有将经文删改移易，不明不贯。至近代《前条辨》、《尚论编》等书，又复颠倒错乱，各逞意见，互相辨驳。总由分证不清，欲其强合，所以日就支离。若能参究此书，则任病情之错综反覆，而治法仍归一定。何必聚讼纷纭，致古人之书，愈讲而愈晦也。

目　　录

卷之一

此一卷论经络。治伤寒先须识经络，不识经络，触途冥行，不知邪气之所在。往往病在太阳，反攻少阴；证是厥阴，乃和少阳；寒邪未除，真气受毙。又况伤寒看外证为多，未诊先问，最为有准。孙真人云：问而知之，别病浅深，名为巧医。病家云发热恶寒，头项痛，腰脊强，则知病在太阳经也；身热，目疼鼻干，不得卧，则知病在阳明经也；胸胁痛，耳聋，口苦舌干，往来寒热而呕，则知病在少阳经也；腹满咽干，手足自温，或自利不渴，或腹满时痛，则知病在太阴经也；引饮恶寒，或口燥舌干，则知病在少阴经也；烦满囊缩，则知病在厥阴经也。然后切脉，以辨其在表在里，若虚若实，以汗下之。古人所以云：问而知之为中工，切而知之为下工。若经隧支络，懵然不分；按寸握尺，妄意疾证，岂知坐授明堂，藏室金兰者耶。

经络图

足太阳经

足太阳膀胱之经（肾与膀胱为合，故足少阴与足太阳为表里），从目内眦上头，连于风府，分为四道，下项，并正别脉，上下六道，以行于背与身为经。太阳之经，为诸阳主气，或中寒邪，必发热而恶寒。缘头项腰脊是太阳经所过处，今头项痛，身体疼，腰脊强，其脉尺寸俱浮者，故知太阳经受病也。

《灵枢经》云：足太阳之脉，起于目内眦，上额，交巅上；其支别者，从巅至耳上角；其直行者，从巅入络脑，还出别下项，循肩髆内，侠脊，抵腰中，入循膂，络肾，属膀胱；其支别者，从腰中下会于后阴，下贯臀，入腘中；其支别者，从髆内左右别下贯胛，侠脊内，过髀枢，循髀外后廉，下合腘中，下贯腨内，出外踝之后，循京骨，至小指外侧端。

足阳明经

足阳明胃之经（脾与胃为合，故足太阴与足阳明为表里），从鼻起，夹于鼻，络于目，下咽，分为四道，并正别脉，六道上下，行腹，纲维于身。盖诸阳在表，阳明主肌肉，络于鼻，故病人身热，目疼鼻干，不得卧，其脉尺寸俱长者，知阳明经受病也。

《灵枢经》云：足阳明之脉，起于鼻，交頞中，旁约太阳之脉，下循鼻外，入上齿中，还出，挟口环唇，下交承浆，却循颐后下廉出大迎，循颊车，上耳前，过客主人，循发际，至额颅；其支者，从大迎前下人迎，循喉咙，入缺盆，下膈，属胃，络脾；其直者，从缺盆，下乳内廉，下侠脐，入气冲中；其支者，起胃口，下循腹里，下至气冲中而合，以下髀关，抵伏兔，下膝膑中，下循胫外廉，下足跗，入中指内间；其支者，下廉三寸而别，以下入中指外间；其支者，别跗上，入大指间，出其端。

足少阳经

足少阳胆之经（肝与胆为合，故足厥阴与足少阳为表里），起目外眦，络于耳，遂分为四道，下缺盆，循于胁，并正别脉，六道上下，主经营百节，流气三部，故病人胸胁痛而耳聋。《黄帝针经》曰：邪在肝，则两胁痛。又曰：胆胀者，胁下痛，口中苦，善太息。或口苦咽干，或往来寒热而呕，其脉尺寸俱弦者，知少阳经受病也。

《灵枢经》云：足经少阳之脉，起于目锐眦，上抵头角，下耳后，循颈，行手少阳之前，至肩上，却交出手少阳之后，入缺盆；其支者，从耳后[①]入耳中，出走耳前，至目锐眦后；其支者，别锐眦，下大迎，合手少阳，抵于䪼，下加颊车，下颈，合缺盆，以下胸中，贯膈，络肝，属胆，循胁里出气冲，绕毛际，入髀厌中；其直者，从缺盆下腋，循胸中，过季胁下合髀厌中，以下循髀阳，出膝外廉，下外辅骨之前，直下抵绝骨之端，下出外踝之前，循足跗上，出小指次指之端；其支别者，从跗上，入大指，循岐骨内出其端。

---

① 后：原误作“下”，据《灵枢经》改。

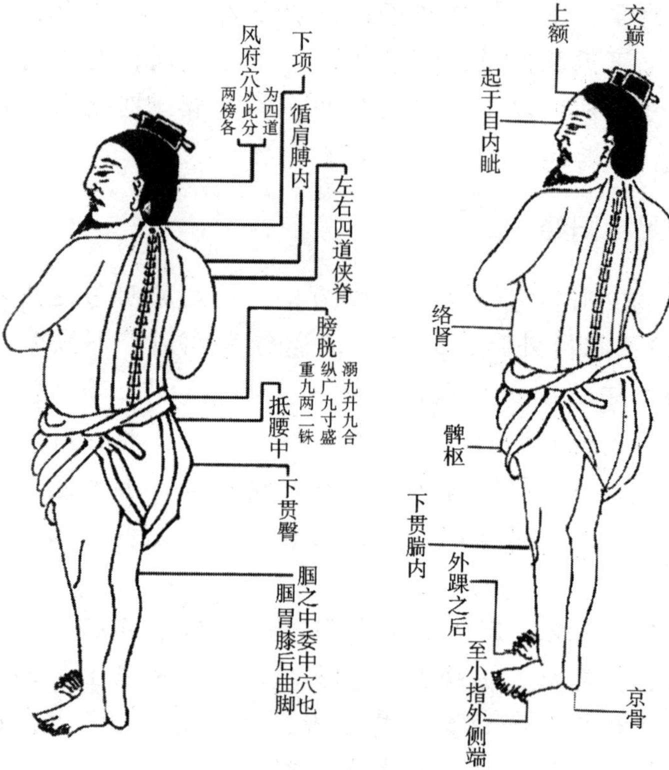

足太阳经图

足太阴经

足太阴脾之经，为三阴之首。其脉布于脾胃，络于嗌喉，故病人腹满而嗌干，尺寸俱沉细者，知太阴经受病也。

脾重二斤三两，象马蹄，内包胃脘，象土形也。经

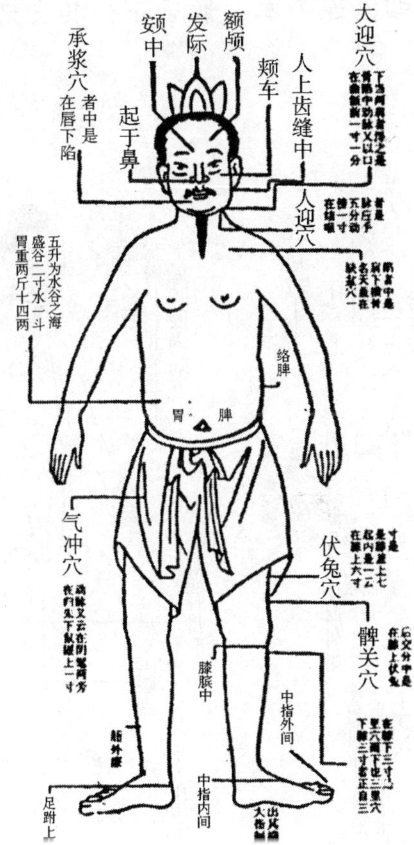

足阳明经图

络之气交归于中，以营运真灵之气，意之舍也。

《灵枢经》云：足太阴之脉，起于大指之端，循指内侧白肉际，过核骨后，上内踝前廉，上腨内，循胫骨后，交出厥阴之前，上循膝股内前廉，入腹，属脾，络胃，上膈，挟咽，连舌本，散舌下；其支者，复从胃别上膈，注心中。

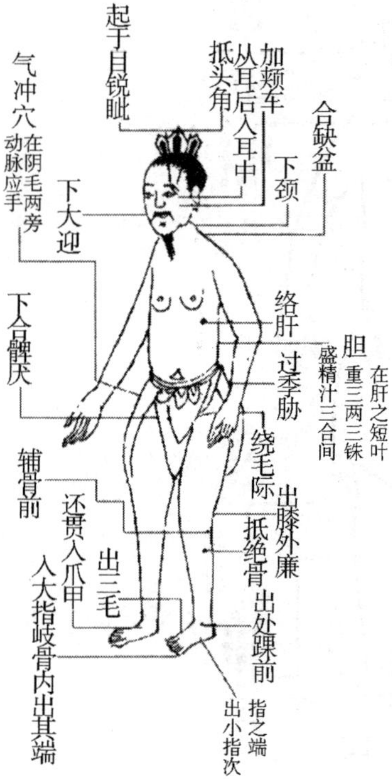

足少阳经图

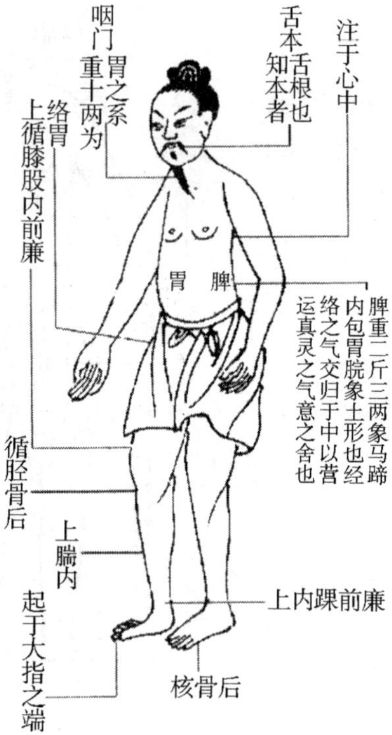

足太阴经图

足少阴经

足少阴肾之经，其脉起于小指之下，斜趣足心；别行者，入跟中，上至股内后廉，贯肾，络膀胱；直行

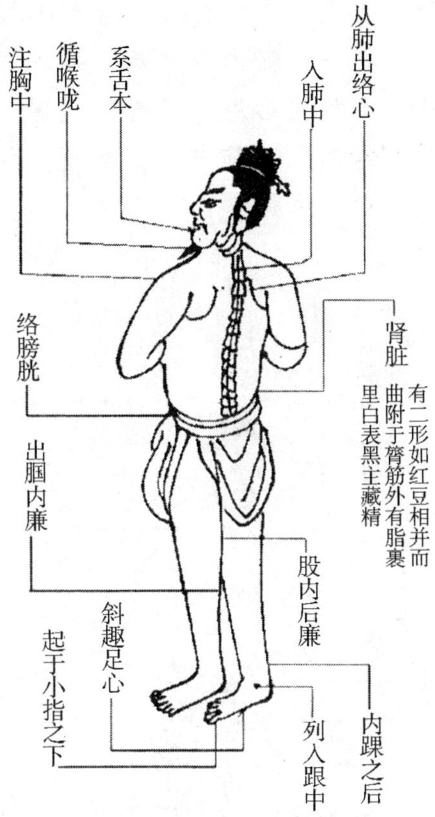

足少阴经图

者，从肾上贯肝膈，入肺中，系舌本。伤寒热气入于脏，流于少阴之经。少阴主肾，肾恶燥，故渴而引饮。又经发汗、吐、下已后，脏腑空虚，津液枯竭，肾有余热亦渴，故病人口燥舌干而渴，其脉尺寸俱沉者，知少阴经受病也。

《灵枢经》云：足少阴之脉，起于小指之下，斜趣足心，出于然谷之下，循内踝之后，别入跟中，以上踹内，出腘内廉，上股内后廉，贯脊，属肾，络膀胱；其直者，从肾上贯肝鬲，入肺中，循喉咙，挟舌本；其支者，从肺出，络心，注胸中。

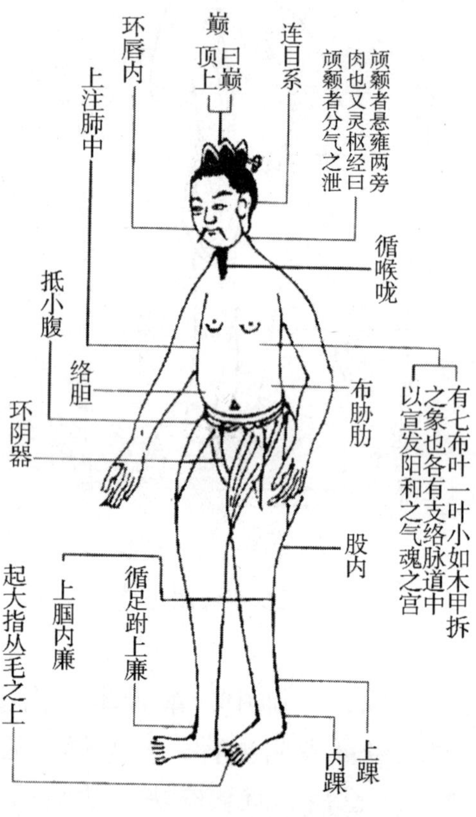

足厥阴经图

足厥阴经

足厥阴肝之经，厥者，尽也。《灵枢》曰：亥为左足之厥阴，戌为右足之厥阴，两阴俱尽，故曰厥阴。夫阴尽为晦，阴出为朔。厥阴者，以阴尽为义也。其脉循阴器，而脉络于舌本也。脉弗营则筋急，筋急则引舌与卵，故唇青舌卷而卵缩。凡病人烦满而囊缩，其尺寸俱微缓者，知厥阴经受病也。

《灵枢经》云：足厥阴之脉，起于大指丛毛之际，出循足跗上廉，去内踝一寸，上踝八寸，交出太阴之后，上腘内廉，循股阴，入毛中，环阴器，抵小腹，挟胃，属肝，络胆，上贯膈，布胁肋，循咽喉之后，上入颃颡，连目系，上出额，与督脉会于巅；其支者，从目系下颊里，环唇内；其支者，复从肝别贯膈，上注肺中。

［一］问伤寒一二日，发热恶寒，头项痛，腰脊强，尺寸脉俱浮。

此足太阳膀胱经受病也。仲景云：太阳病欲解时，从巳至未上。太阳病，头疼发热，汗出恶风，宜桂枝汤（正一），轻者只与柴胡桂枝汤（正方三十一）。太阳病，头痛发热，无汗恶寒，宜麻黄汤（正二十），轻者只与桂枝麻黄各半汤（正二）。麻黄汤、桂枝汤，二者均为解散，正分阴阳，不可不慎也。仲景所谓无汗不得服桂枝，有汗不得服麻黄，常须识此，勿令误也。今人才见身热头痛便发汗，不知汗空闭而用麻黄，汗空疏而用桂枝。伤寒、伤风，其治不同。古人有汗者当解肌，无汗者可发汗。

［二］问伤寒二三日，身热，目疼鼻干，不得卧，尺寸脉俱长。

此足阳明胃经受病也。仲景云：阳明病欲解时，从申至戌上。伤寒二日，阳明经受病，可发其汗，非正阳明也。正阳明者，身热汗出，不恶寒，反恶热，故可下也。今言一二日传阳明经，身热，目疼鼻干，不得卧，其脉俱长者，是太阳阳明，可表而已；若无汗，尚恶寒，宜升麻汤（杂方）。有汗，微恶寒者，表未解也，宜桂枝汤（正方一）。无汗脉浮，其人喘者，与麻黄汤（正二十）。

又问十二经皆一，而阳明有三，何也？有太阳阳明，有少阳阳明，有正阳阳明也。太阳阳明者，本太阳病，若发汗，若下，若利小便，此亡津液，胃中干燥，因转属阳明也。太阳阳明，脾约是也。大便坚，小便利，其脾为约。少阳阳明者，本传到少阳，因发汗、利小便已，胃中燥实，大便难也。正阳阳明者，病人本风盛气实也。三阳明俱宜下，唯恶寒及中寒为病在经，与太阳合病属表，可发其汗。盖太阳与阳明合病，脉必浮大而长，外证必头疼腰痛，肌热，目痛鼻干也。脉浮大者，太阳也；长者，阳明也；头疼腰痛者，太阳也；肌热，目痛鼻干者，阳明也。尚恶寒者，可升麻汤（杂方一）汗之。若不恶寒，反恶热，大便不秘者，可白虎汤（正方六十四）解利之。不恶寒，反恶热，大便秘，或谵语者，属胃家实也，可调胃承气汤下之（正四十三）。

又问三阳有合病，有并病，何也？脉浮大而长，头疼腰痛，肌热，目疼鼻干者，合病也；太阳初得病时，发其汗，汗先出不彻，因转属阳明，续自微汗出，不恶寒者，并病也。三阳皆有合病，唯三阴无合病，不可不知也。太阳证罢，但发潮热，手足漐漐汗出，大便难而谵语者，下之愈，宜大承气汤（正四十一）。若太阳证不罢，不可下，宜用桂枝麻黄各半汤（正方二）小发汗。设面赤色者，阳气怫郁在表，当解之、熏之。若发汗不大彻，则阳气怫郁不得越散，当汗不汗，烦躁，不知痛处，其人短气，但坐，盖以汗出不彻故也，更以麻黄汤发其汗则愈。何以知汗出不彻，以脉涩故知之。

［三］问伤寒三四日，胸胁痛而耳聋，或口苦舌干，或往来寒热而呕，其尺寸脉俱弦。

此足少阳胆经受病也。仲景云：少阳病欲解时，从寅至辰上。太阳病不解，转入少阳，胁下硬满，干呕不能食，往来寒热，尚未可吐下，诊其脉弦紧者，小柴胡汤主之（正方二十九）。盖脉弦细，头疼发热，属少阳。少阳受病，口苦咽干，目眩，宜小柴胡汤以解表，不可发汗。仲景少阳证，唯小柴胡为解表药耳。发汗则谵语，谵语属胃，胃和则愈，不和则烦而燥，宜调胃承气汤（正四三）。此属少阳阳明也。

[四] 问伤寒四五日，腹满咽干，手足自温，或自利不渴，或腹满时痛，尺寸俱沉细。

此足太阴脾经受病也。仲景云：大阴病欲解时，从亥至丑上。伤寒手足必微冷。若手足自温者，系太阴也。自利不渴，属太阴也；腹满时痛，属太阴也。自利不渴者，脏寒也，当温之，宜四逆汤（正方七十五）、理中汤也（正方七十四）。腹满脉浮者，可桂枝（正方一）微发汗。腹痛者，桂枝加芍药汤（正十二）；痛甚者，桂枝加大黄汤（正十三）。

古人以四日太阴证，病在胸膈，可吐而愈，何也？答曰：不然。有太阴证，脉大，胸满多痰者，可吐之；脉大而无吐证者，可汗而已。大抵在表者汗之，在里者下之，在上者涌之，在下者泄之，瓜蒂（正一百十一）、栀豉（杂十九）随证施用，不可拘以日数也。

[五] 问伤寒五六日，尺寸脉俱沉，或口燥舌干而渴，或口中和而恶寒。

此足少阴肾经受病也。仲景云：少阴病，欲解时，从子至寅上。少阴病，口燥舌干者，急下之，宜大承气汤（正四十一）；若不渴，不口燥舌干而脉沉者，急温之，宜四逆汤（正方七十五）。太阴、厥阴皆不恶寒，只有少阴有恶寒之证，不可不知也。少阴病得之一二日，口中和，其背恶寒者，宜着灸，并附子[1]汤也。大抵伤寒阳明证宜下，少阴证宜温。然仲景于少阴证口燥咽干即云急下之，盖少阴主肾，系舌本，伤寒热气入于脏，流于少阴之经，肾汁干，咽路焦，故口燥咽干而渴，须宜急下之。非若阳明证宜下而可缓也。虽然阳明亦有一证发热汗出多急下之，阳明属胃，汗多则胃汁干，亦须急下也。

［六］问伤寒六七日，烦满囊缩，其脉尺寸俱微缓

此足厥阴肝经受病也。仲景云：厥阴病，欲解时，从丑至卯上。厥阴病，其脉微浮为欲愈，不浮为未愈，宜小建中汤（正三十七）。脉浮缓者，必囊不缩，外证必发热恶寒似疟，为欲愈，宜桂枝麻黄各半汤（正方二）。若尺寸脉俱沉短者，必是囊缩，毒气入脏，宜承气汤下之（正方四十二）。

大抵伤寒病脏腑传变，阳经先受病，故次第传入阴经，以阳主生，故太阳水传足阳明土，土传足少阳木，为微邪也。阴主杀，故木传足太阴土，土传足少阴水，水传足厥阴木，至六七日，当传厥阴肝木，必移气克于

---

① 附子：江南制造局本作“四逆”。《伤寒论》作“附子”。

脾土，脾再受贼邪，则五脏六腑皆困而危殆，荣卫不通，耳聋囊缩，不知人而死矣，速用承气汤下之，可保五死一生。古人云：脾热病则五脏危。又云：土败木贼则死。若第六七日传厥阴，脉得微缓、微浮，为脾胃脉也。故知脾气全不再受克，邪无所容，否极泰来，荣卫将复，水升火降，则寒热作而大汗解矣。

卷之二

此一卷论切脉。治伤寒先须识脉，若不识脉，则表里不分，虚实不辨。仲景犹诮当时之士，按寸不及尺，握手不及足，必欲诊冲阳，按太溪而后慊，况于寸关尺耶？大抵问而知之，以观其外；切而知之，以察其内。证之与脉，不可偏废。且如伤寒脉紧，伤风脉缓，热病脉盛，中暑脉虚，人迎紧盛伤于寒，气口紧盛伤于食，率以脉别之。非特此也，病人心下紧满，按之石硬而痛者，结胸也。结胸证于法当下，虽三尺之童皆知，用大黄甘遂陷胸汤下之。然仲景云：结胸脉浮者，不可下，下之则死。以此推之，若只凭外证，便用陷胸汤，则误矣。况伤寒尤要辨表里。脉浮为在表，脉沉为在里。阳动则有汗，阴动则发热。得汗而脉静者生，汗已而脉躁者死。阴病阳脉则不成，阳病阴脉则不永。生死吉凶，如合龟镜。其微至于祸福休咎，修短贵贱，无不可考。然古人乃以切脉为下者，特以脉理精微，其体难辨，而伤寒得外证为多故也。外证易见，切脉难明，弦紧之混淆，迟缓之参差，沉与伏相类，濡与弱相似，非得之于心，超然领解，孰能校疑似于锱铢者哉。苟知浮、芤、滑、实、弦、紧、洪属于表，迟、缓、微、涩、沉、伏、濡、弱属于里，表里内外，阴阳消息，以经处之，亦过半矣。

脉　穴　图

气口脉

帝曰：气口何以独为五脏主？岐伯曰：胃者，水谷之海，六腑之大源也。五味入口，藏于胃以养五气。气口亦太阴也，是以五脏六腑之气味，皆出于胃，变见于气口。

右手关前一分，气口之位。

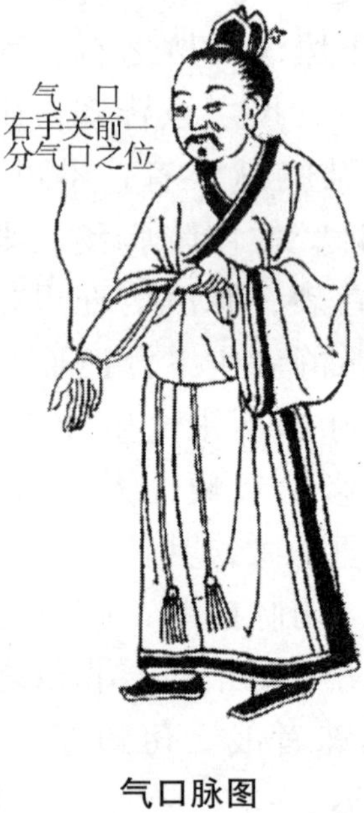

气口脉图

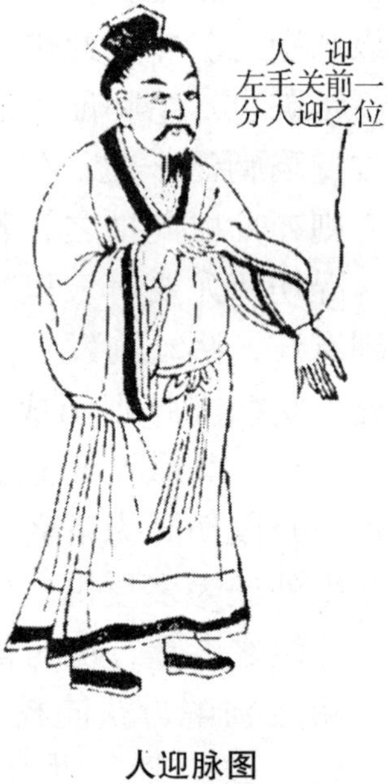

人迎脉图

人迎脉

左手关前一分，人迎之位。

人迎在颈，法象天地，要会始终之门户。

人迎属太阴肺之经，而黄帝乃云人迎亦胃脉何也？左手关前一分者，人迎之位；挟喉咙两傍者，人迎之穴。人迎之位属手太阴肺之经，人迎之穴属足阳明胃之经，故《素问》云，人迎亦胃脉也。

太溪脉

伤寒何以须诊太溪脉耶？答曰：太溪穴是足少阴肾之经。男子以右肾为命门，女子以左肾为命门。三十六难曰；命门者，神精所舍，原气所系，男子藏精，女子系胞。主生死之要。病人有命门脉者活，无者死。仲景云：少阴病，手足逆冷，发热者，不死。脉不至者，灸太溪七壮。故伤寒必诊太溪，以察其肾之盛衰也。太溪二穴，在足内踝后跟骨上动脉陷中。

冲阳脉

伤寒何以须诊冲阳脉耶？答曰：冲阳穴是足阳明胃之经，人受气于谷，谷入于胃，乃传与五脏六腑。脏腑皆受气于胃，其清者为荣，浊者为卫，荣行脉中，卫行脉外，阴阳相贯，如环无端。胃为水谷之海，主禀四时，皆以胃气为本，是谓四时之变病，死生之要会。故伤寒必诊冲阳，以察其胃之有无也。冲阳二穴，一名会源，在足跗上五寸骨间动脉上去陷骨三寸。

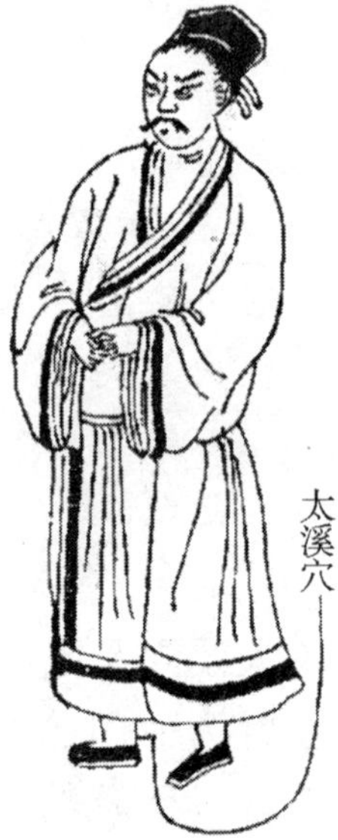

太溪图

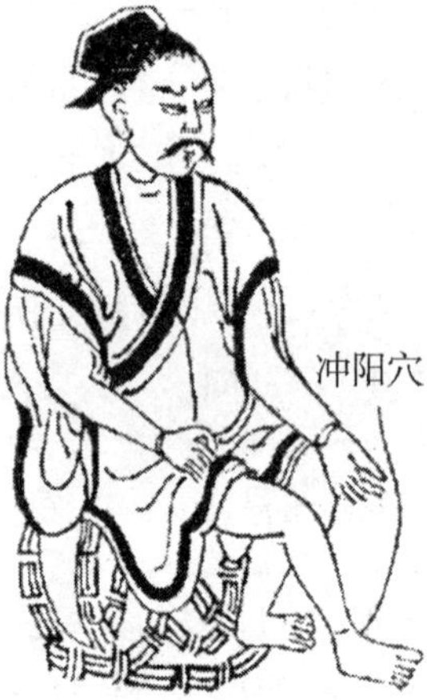

冲脉图

风池穴、风府穴

仲景云：太阳病，初服桂枝汤，反烦不解者，先刺风池、风府，却与桂枝汤（正一）愈。谓服桂枝汤后，其证尚自汗，发热恶寒，脉尚寸浮尺弱而反烦，为邪痹在阳维经，故可先针风池（风池二穴，是足少阳阳维之会，在项后发际陷中是穴。《甲乙经》云：风池穴在颞颥后，发际陷者中是穴，针入一寸一分）、风府风府一穴，是督脉阳维之会，在项后入发际一寸大筋穴中，不可灸，针入四分，留三呼。此二穴阳维之会，非太阳经也。太阳经穴在夹项后发际大筋外廉陷中，名曰天柱。不针此者，桂枝已主太阳病故也。

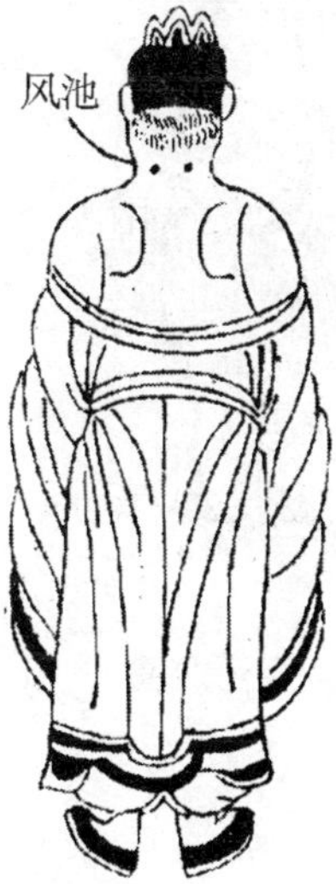

风池穴图

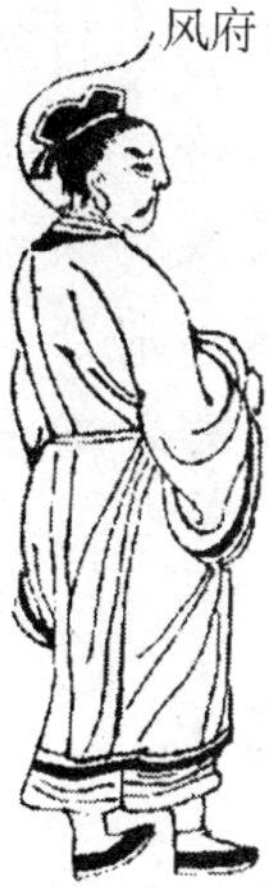

风府穴图

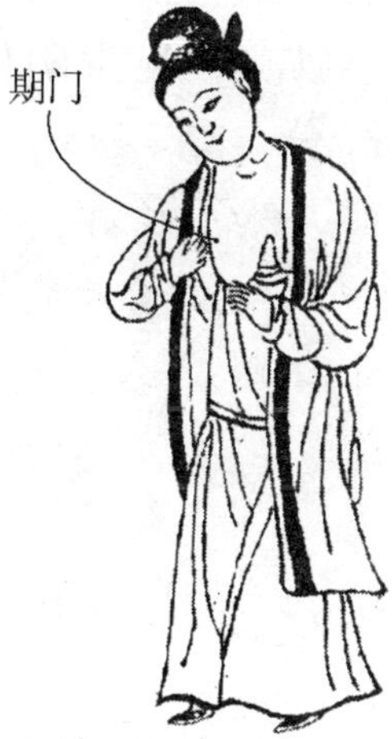

期门穴图

期门穴

期门穴在乳直下筋骨近腹处是也。凡妇人病，法当针期门，不用行子午法，恐缠脏膜引气上。但下针令病人吸五吸，停针良久，徐徐出针，此是平泻法也。凡针期门，必泻勿补。可肥人二寸，瘦人寸半深。

关元穴

脐下一寸五分名气海，二寸名丹田，三寸名关元。关元穴是小肠募，足少阴任脉之会。针入八分，留三呼，泻五吸。灸亦良，然不及针。气海穴或作脐下一寸。按《针灸经》云：脐下一寸曰阴交穴，阴交下五分曰气海。

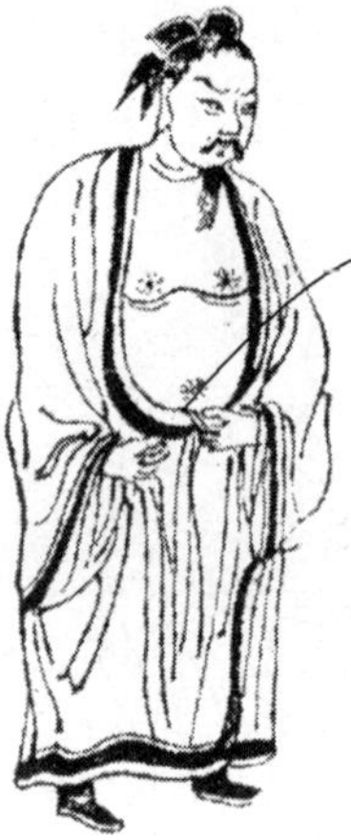

关元穴图

［七］问三部之位

左右手去鱼一寸，名曰寸口；去泽一尺，名曰尺部；两境之间，名为关位。关位六分，阳部出三分，阴部入三分，关前为阳，关后为阴，为阴阳之关津。寸脉下不至关为阳绝，尺脉上不至关为阴绝。阳得寸内九分，取阳奇之数；阴得尺内一寸，取阴偶之数，是名寸关尺也。寸上一分为鱼际，关下一分为神门。左关为人迎，右关为气口。三阳从地长，故男子尺脉常沉；三阴从天生，故女子尺脉常浮。男子阳多而阴少，其脉在关上，故寸盛而尺弱；女子阴盛而阳微，其脉在关下，故寸沉而尺盛。所以男子不可以久泻，女子不可以久吐。男得女脉为不足，女得男脉为太过，所谓反也。今人以男子尺脉常弱，女子尺脉常盛，谓之反，非也。男子阳有余，脉在上，尺脉必弱；女子阴有余，脉在下，寸脉必微，乃是正也，非反也。又以男子以右尺为命门，女子以左尺为命门，谓之反，亦非也。男子得阴以生，先生右肾；女子得阳以长，先生左肾，乃是正也，非反也。所谓反者，只是男子尺脉当弱，今反盛；女子尺脉应盛，今反弱，谓之反耳。圣人以察阴阳以决生死，虽经络流注，如环无端，岂能逃于三部者耶？

［八］问诊候之法

凡初下指，先以中指揣按得关位，乃齐下前后二指，为三部脉。前指寸口也，后指尺部也。若人臂长，乃疏下指；若臂短，乃密下指。先诊寸口，男先左手，女先右手。浮按消息之，次中按消息之，次重按消息之，次上竟消息之，次下竟消息之，次推指外消息之，次推指内消息之。医家责肥人脉浮，为肌肉厚实，重取乃得；若举手而得，则其浮也甚矣。责瘦人脉沉，为皮脉相附而易见；若按之始应，则其沉也亦甚矣。凡诊脉，以气息平定方下指，以一呼一吸为一息。其一息之间，脉息四至或五至，不大不小，与所部分四时相应者，为平和脉也。过则为至，不及则为损。损至之脉，《难经》言之详矣。所属部分，谓心位洪，肺位浮，肾位沉，肝位弦，脾位缓也。四时，谓春脉弦，夏脉洪，四季脉缓，秋脉浮，冬脉沉也。假令心脉本位虽当见洪，得冬脉须微带沉。下是四时相应，余皆仿此。

［九］问脉息之证

脉之字从肉从𠂢，又作衇。盖脉以肉为阳，衇以血为阴。华陀云：脉者，气血之先也。气血盛则脉盛，气血衰则脉衰，气血热则脉数，气血寒则脉迟，气血微则脉弱，气血平则脉缓。又长人脉长，短人脉短，性急则脉急，性缓则脉缓，反此者逆。按《内经》云：形盛脉细，气少不足以息者危；形瘦脉大，胸中气多者死；形气相得者生，参伍不调者病。《难经》云：数者腑也，迟者脏也，数则为热，迟则为寒，诸阳为热，诸阴为寒。王叔和云：脉沉为在里，脉浮为在表，迟则在脏，数则在腑，滑为实、为下，数为虚、为热。张仲景云：脉大、浮、数、动、滑，此名阳也；脉沉、涩、弱、弦、微，此名阴也。阴病见阳脉者生，阳病见阴脉者死。大抵阳脉常浮而速，阴脉常沉而迟。七表属腑，病在于阳，春夏见之易治；八里属脏，病在于阴，秋冬见之犹轻。假令数在左寸，浮之得者，热入小肠；沉之得者，热入于心。余皆仿此。脉理精微，非言可尽，论其梗概，不出于此矣。王叔和云：在心易了，指下难明。亦在乎人熟之而已矣。

［十］问七表

七表阳也，阳数奇。浮，按之不足，举之有余。寸口浮，其人伤风，发热头疼；关上浮，腹满；尺中浮，小便难；趺阳浮，即为虚。芤，浮大而软，按之中央空，两边实。芤主失血。寸口芤，主吐血，微芤者衄；关上芤，大便血；尺中芤，小便血。滑，往来前却流利，替替然与数相似。脉滑为阳。寸口滑，为阳盛；关上滑，为呕逆；尺中滑，小便赤，妇人经脉不利。然而尺脉滑者，亦本形也。趺阳脉滑者，胃气实。实，脉大而长，按之隐指愊愊然，浮沉皆得。寸口实，主上焦热；关上见之，腹胀；尺中有此，主小腹痛，并小便涩。弦，举之无有，按之如弓弦状。又曰浮紧乃为弦，状如弓弦，按之不移。阳弦则头痛，阴弦则腹痛。大抵伤寒脉须弦，盖人迎紧盛伤于寒。人迎者，少阳之分，少阳脉主弦故也。寒邪中人，其脉必弦，弦则多兼洪数，为其先有邪热也。洪数甚者，正为阳证。若沉细而弦疾，乃正阴证也。紧，按之实数，似切绳状。紧则为寒。寸口紧，头痛；关紧，心中满痛；尺紧，脐下痛；阴阳俱紧，当清邪中于上，浊邪中于下。洪，极大，在指下举按满指。寸口洪，主胸膈烦热；关洪，主胃热口干；尺中洪，主大小便血；三部洪，三焦俱热。

［十一］问八里

八里阴也，阴数偶。微，若有若无，极细而软。微则为虚。寸口微，为阳不足，阳微则恶寒，阴微则下利。沉，举之不足，按之有余。沉为在里。尺寸俱沉者，少阴受病也。然沉而迟者，乃阴证也，宜温之；沉而数者，有热也，宜下之。缓，去来亦迟，小驶于迟。缓则为虚。太阳病，其脉缓者，为伤风。惟脾得之，即是本形。涩，细而迟，往来难，时一止。涩则少血。寸口涩，少气，上焦冷；关上涩，胃冷脾痛；尺中涩，小便数，小腹冷；三部俱涩，腹中气结。王冰曰：阳有余则血少，故脉涩也。又曰：涩者，阳气有余。阳气有余，为身热无汗。迟，呼吸三至，去来极迟。迟则为寒。寸口迟，则上焦冷；关上迟，胃冷不欲食，吞酸吐水；尺中迟，小便多，并白浊。伏，极重按之，指著骨乃得。伏主物聚。寸口伏，胸中逆气；关上伏，有水气，溏泄；尺中伏，水谷不化。大抵关前得之多为热，关后得之多为冷，关中得之阴阳结，或冷或热不定，当以余证参之。濡，按之似无，举之全无力。形与缓、涩、迟脉虽稍殊，其为冷证皆一也。弱，极软而沉细，按之欲绝指下。弱为虚。寸口弱，阳气虚，汗自出；关弱，无胃气，胃中有热，脉弱为虚热病作，不可大攻，热去寒起；尺中弱，气少发热也。

［十二］问脉按之来缓，时一止复来；又脉来动而中止，不能自还，因而复动。

有结脉，有促脉，有代脉。结者阴也，阴盛则结，脉来缓，时一止复来曰结，主胸满烦躁。促者阳也，阳盛则促，脉来数，时一止复来曰促，主积聚气痞忧思所成。太阳病，下之后，脉促胸满者，桂枝去芍药汤主之（正方七）；若微寒，桂枝去芍药加附子汤主之（正八）。太阳病，桂枝证，医反下之，利遂不止，脉促者，表未解也，喘而汗出者，葛根黄芩黄连汤主之（正二十八）。大抵结、促之脉，虽时一止，为病脉，非死脉也。惟代脉者，真死矣。往来缓，动而中止，不能自还，因而复动，名曰代也。代者，死也。仲景伤寒脉结代，心动悸，炙甘草汤主之（正五十六）。

卷之三

此一卷论表里。治伤寒，须辨表里，表里不分，汗下差误。古人所以云：桂枝下咽，阳盛即毙；承气入胃，阴盛以亡。伤寒有表证，有里证，有半在表半在里，有表里两证俱见，有无表里证。在表宜汗，在里宜下，半在里半在表宜和解，表里俱见随证渗泄，无表里证用大柴胡汤下之（正方三十）。又四逆汤（正七十五）证，有先温里，乃发表。桂枝汤（正方一）证，有先解表，乃攻里。仲景云：下利清谷，身体疼痛，急当救里；身体疼痛，清便自调，急当救表。如响应桴，间不容栉。非特此也。均是发热，身热不渴，为表有热，小柴胡加桂主之（正二十九）；厥而脉滑，为里有热，白虎加人参主之（正六十五）。黄帝所谓发表不远热，攻里不远寒也。均是水气，干呕微利，发热而咳，为表有水，小青龙加荛花主之（正三十六）；身体凉，表证罢，咳而胁下痛，为里有水，十枣汤主之（正八十九）。均是恶寒，发热而恶寒者，发于阳也，麻黄、桂枝、小柴胡主之。无麻黄桂枝小柴胡汤，只有柴胡桂枝汤（见正方三十一）。无热而恶寒者，发于阴也，附子四逆汤主之（正七十五）。均是身体痛，脉浮，发热头疼，身体痛者，为表未解，麻黄汤主之（正二十）；脉沉自利，身体痛者，为里不和，四逆汤主之（正七十五）。以此观之，仲景之于表里亦详矣，学者宜深究之。虽然，伤寒六七日，目中不了了，无表里证，脉虽浮，亦有下之者；少阴病二三日，无阳证，亦有发汗者。非表里之所能拘，又不可不知也。

［十三］问表证

发热恶寒，身体痛而脉浮者，表证也。浮，表阳也。其脉按之不足，举之有余。《素问》云：寸口脉浮而盛，曰病在外；寸口脉沉而紧，曰病在中。仲景云：脉浮者，病在表，可发汗。又曰：表有病者，脉当浮。又曰：结胸证，脉浮者，不可下。则知脉浮者，表证也。表证者，恶寒是也。恶寒者，表之虚，此属太阳，宜汗之。然伤寒发表，须当随病轻重而汗之。故仲景有发汗者，有和解之者。兼四时发汗，亦自不同。

春不可大发汗，以阳气尚弱，不可亟夺，使阴气胜。于时天寒初解，荣卫腠理缓，可用小柴胡汤（正二十九）之类。冬不可汗者，以阳气伏藏，不可妄扰，不问伤寒中风，以轻药解利之。伤寒无汗者，只与桂枝麻黄各半汤（正方二）；伤风有汗，只与柴胡桂枝汤（正三十一），或得少汗而解，或无汗自解。病势甚者不拘此。

夏月天气大热，玄府开，脉洪大，宜正发汗，但不可用麻黄、桂枝热性药，须是桂枝麻黄汤加黄芩、石膏、知母、升麻也。加减法在第十二卷药方中。夏月有桂枝麻黄证，不加黄芩辈，服之转助热气，便发黄斑出也。白虎汤虽可用，然治中暑与汗后一解表药耳。一白虎未能驱逐表邪，况夏月阴气在内，或患热病而气虚人妄投白虎，往往有成结胸者，以白虎性寒，非治伤寒药也。

凡发汗，欲令手足俱周，濈濈然一时许为佳，不欲如水淋漓。服汤中病即止，不必尽剂。然发汗须如常覆腰以上，厚衣覆腰以下，盖腰以上流漓，而腰以下至足心微润，病终不解。凡发汗，病证仍在者，三日内可二三汗之，令腰脚周遍为度。又问：三阴有可汗者乎？阴病不当发汗，发汗即动经。然太阴脉浮，少阴发热，亦须微微取汗，但不正发汗耳。大抵风寒中人，与荣卫俱薄而发热，又未曾行诸汗药，虽无阳证，须少汗解逐之。王叔和云：表中风寒，入里则不消。故知初病脉沉细数，虽里不消，本表中风寒，须宜温覆，少汗而解。仲景太阴证脉浮可汗，宜桂枝汤（正方一）；少阴病，发热脉沉，宜麻黄细辛附子汤（正二十三）；少阴二三日，常见少阴证无阳证者，宜麻黄附子甘草汤（正二十二）；微发汗，皆阴证表药也。要知脉沉细数，病在里，不可发汗，此大略之言耳；脉应里，而发热在表，宜以小辛之药取微汗而温散也。

大抵伤寒太阳证，发热恶寒，宜发其汗。然热多寒少，其脉微弱，或尺脉迟者，不可表也。太阳病，发热恶寒，热多寒少，脉微弱者，此无阳也，不可发汗，宜桂枝二越婢一汤（正方四）。尺脉迟者，血少也，先以小建中加黄耆汤（正三十七）以养其血；晬时用小柴胡桂枝二越婢一汤小分剂以和解之。其人当汗，而衄血下血者，不可表也。太阳病，脉浮而紧，发热，身无汗，自衄者愈，不可汗；汗出必额上陷，脉紧急，直视不得瞬。又云：太阳病不解，热结膀胱，其人如狂，血自下，下者愈；不愈，宜桂枝汤（正方一）。坏病者，不可表也。太阳病三日，已发汗，若吐、若下、若温针，仍不解者，为坏病，桂枝不中与也，知[①]犯何逆，随证治之。又云：太阳病不解，传入少阳者，胁下鞕满，干呕不能食，往来寒热，尚未吐下，脉沉紧者，与小柴胡汤（正二十九）。若已吐、下、发汗，柴胡证罢，此为坏病，知犯何逆，以法治之。妇人经水适来者，不可表也。妇人病，经水适下，而发其汗，则郁冒不知人，此病为表里俱虚，故令郁冒也。风温者，不可表也。脉尺寸俱浮，头疼，身热，常自汗体重，其息必喘，其形不仁，嘿嘿但欲眠者，风温证也，复发其汗者死，宜萎蕤汤（杂四十五）。湿温者，不可表也。两胫逆冷，胸腹满，头目痛，苦妄言，必多汗者，湿温证也，不可发汗，发汗者，名曰重暍，如此死者，医杀之耳，宜桂附汤（正十七）、白虎加苍术汤（杂一百十七）。虚烦者，不可表也。诸虚烦热，与伤寒相似，然不恶寒，身不疼，故知非伤寒也，不可发汗。头不痛，脉不紧，故知

① 知：原作“当”，据《伤寒论》改。

非里实也，不可下，宜服竹叶汤（正九十五）。病人腹间左右上下有筑触动气者，不可表也。动气在左，不可发汗，发汗则头眩，汗不止，筋惕肉瞤，此为逆，难治。先服防风白术牡蛎汤（杂方二）；汗止，次当服建中汤（正三十七）。动气在右，不可发汗，发汗则衄而渴，心苦烦，饮则吐水，先服五苓散一二服（正六十六）；次服竹叶汤。动气在下，不可发汗，发汗则气上冲，正在心端，宜服李根汤（杂方三）。动气在下，不可发汗，发汗则无汗，心中大烦，骨节疼烦，目运恶寒，食即反吐，谷不得化，先服大橘皮汤（杂方四）；吐止后，服小建中汤（正三十七）。以此见古人慎用表药如此。

［十四］问里证

不恶寒，反恶热，手掌心并腋下濈濈汗出，胃中干涸，燥粪结聚，潮热，大便硬，小便如常，腹满而喘，或谵语，脉沉而滑者，里证也。仲景云：手足濈然汗出者，此大便已硬也。伤寒欲下，而小便少，手足心并腋下不滋润者，不可攻也。里证者，内热是也。内热者，里之弱。此属阳明也，宜下之。伤寒始发热恶寒，今汗后不恶寒，但倍发热而躁；始脉浮大，今脉洪实，或沉细数；始惺静，今狂语，此为胃实阳盛，再汗即死，须下之即愈。亦有始得病便变阳盛之证，须便下之，不可拘以日数。更有心胸连脐腹大段疰闷，腹中疼，坐卧不安，冒闷喘急极者，亦不候他证便下之。凡大便秘，妨闷，恐尚有表证者，亦须少少饮小承气汤（正四十二）微解之，不可过多，令大泄也。失下则气血不通，四肢便厥，医人不知，反疑是阴厥，复进热药，祸如反掌，不可不察也。

又问：三阴有可下者乎？三阴大约可温，然须有积证，方可也。何谓积证？太阴腹满时痛，桂枝加芍药汤（正十二）；痛甚者，桂枝加大黄汤（正十三）。少阴口燥咽干，或腹满不大便，或下利清水，心下痛，皆积证也。仲景云：少阴病，得之二三日，口燥咽干者，急下之，宜大承气汤（正四十一）。少阴病，自利清水，心下痛，口干者，宜大承气汤。少阴病六七日，腹满，不大便者，宜大承气汤也。下证悉具，服汤已更衣者，止后服；不尔，尽剂服之。更衣，谓病人服承气汤后得下利，故勿与也。下后，慎不中服补药。孙真人云：服大承气汤，得利差，慎不中服补药也。热气得补复成，更复下之，是重困也。宜消息安养之。

大抵伤寒最慎于下，若表证未罢，不可乱投汤剂，虚其胃气。仲景云：表解而内不消，非大满，犹生寒热，则病不除也。表已解而内不消，大满大实坚，有燥屎，乃可下之，虽四五日不能为祸。若不宜下而便攻之，内虚热入，协热遂利，烦躁诸变，不可胜数，轻者困笃，重者必死矣。古人所以伤寒有承气之戒。脉浮者，不可下。仲景云：脉浮者，病在表，可发其汗。应汗而下，为懊侬，为痞，为结胸。脉虚细者，不可下。

王叔和云：脉微不可吐，虚细不可下。恶寒者，不可下。恶寒者，表之虚，虽是阳明证，尚恶寒，即与太阳合病，属表，可发其汗；少阴恶寒，当温之。呕吐者，不可下。仲景云：呕多，虽有阳明证，不可下。阳明病，胁下鞕满，不大便而呕，舌上白胎者，宜与小柴胡汤（正二十九），上焦得通，津液得下，胃气因和，身濈然汗出，得屎而解。不转失气者，不可下。转失气，今人所谓下泄也。《伤寒论》云：阳明病，不大便六七日，恐有燥屎，欲知之法，少与小承气汤，腹中转失气者，此有燥屎也，乃可攻之；若不转失气者，此但初①头鞕，后必溏，不可攻之，攻之必胀满不能食也。又云：阳明病谵语，发潮热，脉滑而疾者，小承气汤主之（正四十二）。因与小承气汤一升，腹中转失气者，更服一升；若不转失气者，勿更与之。仲景无治法，今详宜与小柴胡汤（正二十九）。明日又不大便，脉反微涩者，里虚也，为难治。仲景亦无治法，宜与黄耆建中汤。大便坚，小便数，不可用承气汤攻之。趺阳脉浮而涩，浮则胃气强，涩则小便数，浮涩相搏，大便则鞕，其脾为约，麻子人丸主之（正九十二）。《千金》云：脾约者，大便坚，小便利，宜枳实丸。太阳阳明者，脾约乃是也。小便清者，不可下。仲景云：伤寒，不大便六七日，头疼有热，与承气汤，小便清者，知不在里。大便鞕，小便少者，未可攻。恐津液还入胃，必先鞕后溏

---

① 初：原脱，据《伤寒论》补。

也。小便自如，乃可攻之。当问其小便日几行，若本小便日三四行，今日再行，故知大便不久出，今为小便数少，以津液当还入胃中，故知不久必大便也。阳明病，自汗出，若发汗，小便自利者，不可下。此为津液内竭，虽硬不可攻之，当须自大便，蜜导之；若土瓜根、大猪胆汁，皆可导之（正一百十一）。以此知古人慎用转药如此。

［十五］问表里两证俱见

伤寒表证当汗，里证当下，不易之法也。发表攻里，本自不同，甘遂神丹，不可以合饮；桂枝承气，安可以并进。然而假令病人脉浮而大，是表证当汗；其人发热烦渴，小便赤，却当下，此是表里证俱见，五苓散主之（正六十六）。仲景云：中风发热，六七日不解而烦，有表里证，渴欲饮水者，水入则吐，名曰水逆，五苓散主之。假令伤寒不大便六七日，头痛有热者，是里证当下；其人小便清者，知不在里，仍在表，当须发汗。此是两证俱见，即未可下，宜与桂枝汤（正方一）。假令病人心下满，口不欲食，大便鞕，脉沉细，是里证当下；其人头汗出，微恶寒，手足冷，却当汗。此两证俱见者，仲景所谓半在里半在表也，小柴胡汤主之（正二十九）。假令太阳病，表证未除，而医数下之，遂协热而利，利不止，心下痞鞕。仲景谓之表里不解，桂枝人参汤主之（正十六）。本太阳病，医反下之，因尔腹痛，是有表复有里，仲景用桂枝加芍药汤（正十二）；痛甚者，桂枝加大黄汤（正十三）。此皆仲景治伤寒有表复有里之法，学者当以意推之也。

［十六］问无表里证

伤寒四五日后，以至过经。十三日为过经。无表证，又于里证未可下者，但非汗证，亦非下证者，皆可用小柴胡（正二十九），随证加减用之。加减法在第十二卷药方中也。以至十余日者，亦可用。十余日外用小柴胡汤不愈者，若大便鞕，看证可下，则用大柴胡下之（正三十）。以过经，其人气稍虚，当下者，用大柴胡汤则稳，盖恐承气汤太紧，病人不禁也。仲景云：六七日，目中不了了，睛不和，无表里证，大便难，身微热，此为实也，当下之，宜大承气汤（正四十一）。又云：病人无表里证，发热七八日，脉虽浮数，可大柴胡下之（正三十）。假令已下，脉数不解，至六七日不大便者，有瘀血也，属抵当汤（正九十一）。

［十七］问病人有身大热，反欲得衣；有身大寒，反不欲近衣者。

此名表热里寒、表寒里热也。病人身大热，反欲得衣，热在皮肤，寒在骨髓也。仲景无治法，宜先与阴旦汤（杂方六）。寒已，次以小柴胡加桂（杂三十九），以温其表。病人身大寒，反不欲近衣，寒在皮肤，热在骨髓也。仲景亦无治法，宜先与白虎加人参汤（正六十五）。热除，次以桂枝麻黄各半汤（正方二），以解其外。大抵病有标本，治有先后。表热里寒者，脉须沉而迟，手或微厥，下利清谷也，所以阴证亦有发热者，四逆汤（正七十五）、通脉四逆汤主之（正八十一）。表寒里热者，脉必滑而厥，口燥舌干也，所以少阴恶寒而踡，时时自烦，不欲厚衣，用大柴胡下之（正三十）而愈。此皆仲景之余议也。

卷之四

此一卷论阴阳。治伤寒须识阴阳二证。手足各有三阴三阳，合为十二经。在手背者为阳，属表，为腑；在手掌里者为阴，属里，为脏。足经仿此。伤寒只传足经，不传手经。《素问·热论》亦只说足三阴三阳受病。巢氏言一日太阳属小肠误矣。足之阳者，阴中之少阳；足之阴者，阴中之太阴。足之三阳，从头走足；足之三阴，从足走腹，阳务于上，阴务于下。阳行也速，阴行也缓。阳之体轻，阴之体重。阴家脉重，阳家脉轻。阳候多语，阴证无声。阳病则旦静，阴病则夜宁。阳虚则暮乱，阴虚则夜争。阴阳消息，证状各异，然而物极则反。寒暑之变，重阳必阴，重阴必阳；阴证似阳，阳证似阴。阴盛格阳，似是而非，若同而异。明当消息，以法治之。

［十八］问阴证

太阴、少阴、厥阴，皆属阴证也。太阴者脾也，少阴者肾也，厥阴者肝也。何谓太阴证？太阴脾之经，主胸膈膜胀。《甲乙经》云：邪生于阳者，得之风雨寒暑；邪中于阴者，得之饮食居处，阴阳喜怒。又曰：贼风虚邪者，阳受之；饮食不节，起居不时者，阴受之。阳受之则入腑，阴受之则入脏。入六腑则身热不时卧，上为喘呼；入五脏则䐜满闭塞，下为飧泄，久为肠澼。何谓少阴证？少阴肾之经，主脉微细，心烦，但欲寐，或自利而渴。又问：经云：一二日少阴病者，何也？谓初中病时，腠理寒，便入阴经，不经三阳也。伤寒虽是三阴三阳，大抵发于阳则太阳也，发于阴则少阴也。此二经为表里，其受病最为多，阳明、太阴受病颇稀。至于少阳、厥阴，肝胆之经，又加少焉。凡病一日至十二三日，太阳证不罢者，但治太阳；有初得病便见（去声）少阴证者，直攻少阴，亦不必先自太阳次传而至。盖寒气入太阳，即发热而恶寒；入少阴经，只恶寒而不发热也。三阴中寒，微则理中汤（正七十四）；稍厥，或中寒下利，即干姜甘草汤（正五十五）。手足指头微寒冷，谓之清（音去声）。此未消吃四逆，盖疾轻故也。只可服理中干姜之类。大段重者用四逆汤（正七十五），无脉者用通脉四逆汤也（正八一）。

何谓厥阴证？厥阴肝之经，主消渴，气上冲，心中疼热，饥不欲食，食则吐蛔，下之利不止也。若阴气独盛，阳气暴绝，则为阴毒。其证四肢逆冷，脐腹筑痛，身如被杖，脉沉疾，或吐或利，当急灸脐下，服以辛热之药，令阳气复而大汗解矣。古人云：辛甘发散为阳。谓桂枝甘草、干姜附子之类，能复其阳气也。微用辛甘，甚则用辛苦。阴极发躁，阴证似阳，学者当以脉别之。

［十九］问阳证

太阳、阳明、少阳，皆属阳证也。太阳者，膀胱也。发热恶寒，头疼腰痛而脉浮也。阳明者，胃也，不恶寒，反恶热，濈濈汗出，大便秘，潮热而脉长也。少阳者，胆也，口苦咽干，胁下满，发热而呕，或往来寒热而脉弦也。麻黄汤（正二十）、大青龙汤（正三十五）、桂枝汤，治太阳经伤风寒也。大柴胡汤（正三十）、调胃承气汤（正四十三）、小承气汤（正四十二）、大承气汤（正四十一），治阳明伤寒也。小柴胡汤（正二十九），治少阳伤寒也。其他药皆发汗、吐、下后证也。若阳气独盛，阴气暴绝，即为阳毒。必发躁，狂走妄言，面赤咽痛，身斑斑如锦纹，或下利赤黄，脉洪实，或滑促，当以酸苦之药，令阴气复而大汗解矣。古人云：酸苦涌泄为阴。谓苦参大青、葶苈苦酒之类（杂十六），能复其阴气也。微用苦，甚则兼用酸苦，折热复阴。若热极发厥，阳证似阴，学者当以脉别之。

［二十］问手足逆冷，脐腹筑痛，咽喉疼，呕吐下利，身体如被杖，或冷汗烦渴，脉细欲绝。

此名阴毒也。阴毒之为病，初得病手足冷，背强咽痛，糜粥不下，毒气攻心，心腹痛，短气，四肢厥逆，呕吐下利，体如被杖，宜服阴毒甘草汤（杂七）、白术散（杂八）、附子散（杂九）、正阳散（杂十）、肉桂散（杂十一）、回阳丹（杂十二）、返阴丹（杂十三）、天雄散、正元散、退阴散（并杂十四）之类，可选用之。大抵阴毒本因肾气虚寒，或因冷物伤脾，外伤风寒，内既伏阴，外又感寒，或先感外寒而内伏阴，内外皆阴，则阳气不守，遂发头疼，腰重腹痛，眼睛疼，身体倦怠，四肢逆冷，额上手背冷汗不止；或多烦渴，精神恍惚，如有所失，三二日间，或可起行，不甚觉重，诊之则六脉俱沉细而疾，尺部短小，寸口脉或大。六脉俱浮大，或沉取之大而不甚疾者，非阴证也。大抵阳毒伤寒，其脉多弦而洪数；阴毒伤寒，其脉沉细而弦疾，不可不知也。若误服凉药，则渴转甚，躁转急。有此病证者，便须急服辛热之药，一日或二日便安。若阴毒渐深，其候沉重，四肢逆冷，腹痛转甚，或咽喉不利，心下胀满，结硬躁渴，虚汗不止。阳盛则身热而无汗，阴盛则身冷而有汗。岐伯云：阳胜则身热，腠理闭，喘粗，为之俯仰，汗不出而热；阴胜则身寒汗出，身常清，数栗而寒，寒则厥。或时郑声，指甲面色青黑，六脉沉细而疾，一息七至已来。有此证者，速于气海或关元二穴灸[1]三二百壮，以手足和暖为效，仍兼服正阳散、肉桂散、回阳丹、返阴丹、天雄散、白术散，内外通逐，令阳气复而大汗解矣。阴独盛而阳气暴绝，则为阴毒；若阳独盛而阴气暴绝，则为阳毒。大凡阴阳离绝，

① 灸：原作“炙”，据吴勉学本改。

非大汗不能复其正气也。若阴毒已深，疾势困重，六脉附骨，取之方有，按之即无，一息八至已上，或不可数至，此则药饵难为攻矣，但于脐中用葱熨法（杂十五），或灼艾三五百以来。手足不温者，不可治也。如得手足温，更服前热药以助之。若阴气散，阳气来，即渐减热药而调治之。阳气乍复，往往却烦躁，慎不可投凉药。烦躁甚者，再与返阴丹即定。常须识此，勿令误也。

［二十一］问发躁，狂走妄言，面赤咽痛，身斑斑若锦文，或下利赤黄而脉洪实。

此名阳毒也。伤寒病，若阳气独盛，阴气暴绝，必发躁，狂走妄言，面赤咽痛，身斑斑若锦文，或下利赤黄，脉洪实，或滑促，宜用酸苦之药，令阴气复而大汗解矣。葶苈苦酒汤（杂十六）、阳毒升麻汤（杂十七）、大黄散（杂十八）、栀子仁汤（杂十九）、黑奴丸（杂二十），可选而用之。近人治伤寒脉洪大，内外结热，舌卷焦黑，鼻中如烟煤，则宜以水渍布薄之。叠布数重，新水渍之，稍捩去水，搭于胸上；须臾蒸热，又渍令冷，如前薄之，仍数换新水，日数十易。热甚者，置病人于水中，热势才退则已，亦良法也。

［二十二］问病人潮热，独语如见鬼状，发则不识人，寻衣撮空，直视微喘。

仲景云：伤寒，若吐、若下后不解，不大便五六日，上至十余日，日晡所发潮热，不恶寒，独语如见鬼状；若剧者，发则不识人，循衣摸床，惕而不安，微喘直视，但发热谵语者，大承气汤主之（正四一）。若一服利，则止后服。脉弦者生，涩者死。弦者阳也，涩者阴也。阳证见阴脉者死。病人有阳证而脉涩者，慎不可下。

［二十三］问胸膈不快，膜满闭塞，唇青，手足冷，脉沉细，少情绪，或腹痛。

此名太阴也。近人多不识阴证，才见胸膈不快，便投食药，非其治也。大抵阴证者，由冷物伤脾胃，阴经受之也。主胸膈膜满，面色及唇皆无色泽，手足冷，脉沉细，少情绪。亦不因嗜欲，但内伤冷物，或损动胃气，遂成阴证；复投巴豆之类，胸膈愈不快，或吐而利，经一二日，遂致不救，盖不知寒中太阴也。太阴者，脾之经也。又问：万一饮食不节，胸膈不快，寒中阴经，何法以治之？答云：急作理中汤，加青橘、陈橘，锉如麻豆大，服一二剂，胸膈即快。枳实理中丸（杂八一）、五积散（杂二十一）尤良。

［二十四］问脉微细，欲吐不吐，心烦，但欲寐，五六日自利而渴。

此名少阴也。少阴之为病，欲吐不吐，心烦，但欲寐，五六日自利而渴者，虚故引水自救。若小便色白者，少阴病形悉具。小便白者，以下焦虚有寒，不能制水，故令色白也，四逆汤主之（正七五）。少阴病，若口燥舌干而渴者，须急下之，不可缓也，大承气汤主之（正四一）；若脉沉而迟者，须温之，四逆汤主之。盖以口燥而渴者，知其热；脉沉而迟者，别其寒也。少阴属肾，古人谓之肾伤寒也。肾伤寒，口燥舌干而渴，固当急下。大抵肾伤寒，亦多表里无热，但苦烦愦，默默而极，不欲见光明，有时腹痛，其脉沉细，旧用四顺汤。古人恨其热不堪用。云肾病而体犹有热者，可服仲景四逆散（正七六）。若已十余日，下利不止，手足彻冷，乃无热候，可增损四顺汤（杂一百十九）。少阴病，若恶寒而踡，时时自烦，不欲厚衣者，用去大黄大柴胡汤（正三十）。少阴病，始得之，反发热，脉沉者，麻黄细辛附子汤（正二十三）微汗之。少阴病，得之二三日，常见少阴无阳证者，亦须微发汗，宜麻黄附子甘草汤（正二十二）。此学者不可不知也。

［二十五］问身微热，烦躁面赤，脉沉而微

此名阴证似阳也。阴发躁，热发厥，物极则反也。大率以脉为主，诸数为热，诸迟为寒，无如此最验也。假令身体微热，烦躁面赤，其脉沉而微者，皆阴证也；身微热者，里寒故也；烦躁者，阴盛故也；面戴阳者，下虚故也。若医者不看脉，以虚阳上膈躁，误以为实热，反与凉药，则气消成大病矣。《外台秘要》云：阴盛发躁，名曰阴躁，欲坐井中，宜以热药治之。仲景少阴证，面赤者，四逆加葱白主之。

［二十六］问手足逆冷而大便秘，小便赤，或大便黑色，脉沉而滑。

此名阳证似阴也。重阳必阴，重阴必阳，寒暑之变也。假令手足逆冷而大便秘，小便赤，或大便黑色，其脉沉而滑者，皆阳证也，轻者白虎汤（正六四），甚者承气汤（正四二）。伤寒失下，血气不通，令四肢逆冷，此是伏热深，故厥亦深，速用大承气（正四一）加分剂下之，汗出立差。仲景所谓厥应下之者此也。兼热厥与阴厥自不同。热厥者，微厥即发热；若阴厥即不发热，四肢逆冷，恶寒，脉沉而细，大小便滑泄矣。

[二十七] 问身冷，脉细沉疾，烦躁而不饮水

此名阴盛隔阳也。伤寒阴盛隔阳者，病人身冷，脉细沉疾，烦躁而不饮水者是也。若欲引饮者，非也。不欲饮水者，宜服霹雳散（杂二十二），须臾躁止得睡，汗出即差。此药通散寒气，然后热气上行，汗出乃愈。火焰散（杂二十三）、丹砂丸（杂二十四）并主之。

[二十八] 问手足逆冷

此名厥也。厥者，逆也，阴阳不相顺接，手足逆冷也。阳气衰，阴气盛，阴胜于阳，故阳脉为之逆，不通于手足，所以逆冷也。伤寒热多厥少者，其病当愈；厥多热少者，其病为进。然有冷厥，有热厥，当仔细辨认。冷厥者，初得病日，便四肢逆冷，脉沉微而不数，足多挛卧而恶寒，或自引衣覆盖，不饮水，或下利清谷，或清便自调，清便自调即是大便如常。或小便数，外证多惺惺而静，脉虽沉实，按之迟而弱者，知其冷厥也，四逆汤（正七五）、理中汤（正七四）、通脉四逆汤（正八一）、当归四逆汤（正七九）、当归四逆加茱萸生姜汤（正八十）、白通加猪胆汤（正九八）皆可选用也。热厥者，初中病，必身热头痛，外别有阳证，至二三

日，乃至四五日方发厥。兼热厥者，厥至半日却身热，盖热气深，则方能发厥，须在二三日后也；若微厥即发热者，热微故也。其脉虽沉伏，按之而滑，为里有热，其人或畏热，或饮水，或扬手掷足，烦躁不得眠，大便秘，小便赤，外证多昏愦者，知其热厥也，白虎汤（正六四）、承气汤（正四二），随证用之。仲景云：伤寒一二日至四五日，厥者必发热，前热者，后必厥；厥深者，热亦深；厥微者，热亦微。厥应下之，而反发汗者，必口伤烂赤。热厥当下，故云厥应下之者；若反发汗，必口伤烂赤也。又有下证悉具，而见四逆者，是失下后血气不通，四肢便厥。医人不识，却疑是阴厥，复进热药，祸如反掌。大抵热厥须脉沉伏而滑，头上有汗，其手虽冷，时复指爪温，须便用承气汤下之，不可拘忌也。诸手足逆冷，皆属厥阴，不可下，不可汗。然有须下、有须汗证者，谓手足虽逆冷，时有温时，手足掌心必暖，非正厥逆也，当消息之。若病人寒热而厥，面色不泽，冒昧而两手忽无脉，或一手无脉者，必是有正汗也，多用绵衣包手足令温暖，急服五味子汤（杂二十五），或兼与麻黄细辛甘草汤之类服之，晬时必大汗而解矣。或伤寒厥逆，而心下怔忡者，宜先治水，当[1]服茯苓甘草汤（正五三），却治厥；不尔，水渍入胃，必下利也。又有病人手足厥冷，脉乍结者，邪气结在胸也，心下满而烦，饥不能食者，病在胸中，当吐之，宜

① 当：原作"常"，据吴勉学本改。

瓜蒂散（正百十一）。盖病在胸中，亦能令人手足厥，但认脉乍结者是也。阴虚则结，脉来缓时一止复来曰结，主胸满烦躁。若伤寒发厥，至七八日肤冷，而躁无暂安时①者，为脏厥，此为难治。又问：仲景少阴四逆汤，又有四逆散，何也？答曰：大抵少阴病，不可便用热药，且如少阴病，亦有表热者，仲景谓之晚发热，用麻黄细辛之类以发汗，终不成少阴证，便不得发汗耶。今少阴病，四肢冷，亦有内热者，仲景用四逆散（正七六）是也。四逆汤用附子、干姜，而四逆散只用柴胡、枳实、芍药，其义不同，何也？盖四逆散主四逆，而其人或咳，或悸，或小便不利，或腹中痛，或泄利下重，已上病皆热证耳。

［二十九］问吐长虫

此名蛔厥也。蛔厥者，脏寒，蛔上入膈，其人吐蛔也，此是厥阴证。或病人有寒，复发其汗，胃中冷；及因发汗后身热，重发其汗，胃中虚冷，故长虫逆上，先服理中丸（正七四），次用乌梅丸（正一百六）。

---

① 暂安时：三字原作“时暂安”，据《伤寒论》乙转。

［三十］问身体重，少气，阴肿入里，腹内绞痛，热上冲胸，头重不欲举，眼中生花；妇人则里急，腰胯连腹内痛。

此名阴阳易也。伤寒病新差，阴阳气未和，因合房室，则令人阴肿，入腹绞痛；妇人则里急，腰胯连腹内痛，名为阴阳易也。其男子病新差未平复，而妇人与之交接得病，名曰阳易。其妇人病新差未平复，男子与之交接得病，名曰阴易。所以呼为易者，阴阳相感动，其毒疫著于人，如换易然。其病状身体重，热上冲胸，头重不能举，眼中生花，四肢拘急，小腹绞痛，手足拳则皆死。其亦有不即死者，病苦小腹里急，热上冲胸，头重不欲举，百节解离，经脉缓弱，血气虚，骨髓枯竭，便恍恍翕翕，气力转小，著床而不能摇动，起止仰人，或引岁月方死，烧裩散（正一百十三）、豭鼠粪汤（杂二十六）、竹皮汤、干姜汤、青竹茹汤、当归白术汤（并杂二十七），可选用之。

卷之五

此一卷论治法。古人治伤寒有法，非杂病之比。五种不同，六经各异，阴阳传受，日数浅深，药剂温凉，用有先后，差之毫厘，轻者危殆，况不识法者乎。伤寒唯两感不治，其余证候，虽感异气，能消息之，无不愈者；其有差失，仲景所谓医杀之耳。知其法者，若网在纲。如此而汗，如此而吐，如此而下，桂枝、承气、瓜蒂、四逆，用之无不差。唯其应汗而下，为痞，为结胸，为懊侬；应下而汗，为亡阳，为谵语，为下厥上竭。又有当温反吐，疗热以温，变证百出，无复纪律，扰扰万绪起矣。大抵伤于寒为病热。孙真人云：服承气汤得利差，慎不中补也，热气得补复成。王叔和云：虚热不可大攻之，热去则寒起。二人之论，疑若相戾。然热气有实有虚，非深得仲景之意，岂能至此耶。

［三十一］问冬谓之伤寒，春谓之温病，夏谓之热病

《素问》云：冬三月，是谓闭藏，水冰地坼，无扰乎阳。又云：彼春之暖，为夏之暑；彼秋之忿，为冬之怒。是以严寒冬令，为杀厉之气。君子善摄生，当严寒之时，行住坐卧，护身周密，故不犯寒毒。彼奔驰荷重

劳房之人，皆辛苦之徒也，当阳闭藏，而反扰动之，则郁发腠理，津液强渍，为寒所薄，肤腠致密，寒毒与荣卫相浑。当是之时，壮者气行则已，怯者则着而成病矣。其即时而病者，头痛身疼，肌肤热而恶寒，名曰伤寒。其不即时而病者，寒毒藏于肌肤之间，至春夏阳气发生，则寒毒与阳气相薄于荣卫之间，其病与冬时即病无异，但因春温气而变，名曰温病；因夏热气而变，名曰热病。温热二名，直以热之多少为义。阳热未盛，为寒所制，病名为温；阳热已盛，寒不能制，病名为热。故大医均谓之伤寒也。

［三十二］问三日已前当汗，三日已后当下

古人云：未满三日者，可汗而已；其满三日者，可泄而已。此大略之言耳。病人有虚有实，邪气传受迟速不等，岂可拘以日数。仲景云：日数虽多，但有表证而脉浮者，即[①]宜发汗；日数虽少，若有里证而脉沉者，即宜下之。正应随脉以汗下之。伤寒固有始得病，便变阳盛之证，须便下之。又有腠理寒，一二日便成少阴病者，须急温之。又况六气之邪，乘虚入经，自背得之，则入太阳，或入少阴，缘少阴有伏脉在背。自面感之，则入阳明之类，不必皆始于太阳。兼寒邪有首尾，止在一经，或间传一二经，不可以一理推，但据脉与外证治

① 即：原误作“由”，据吴勉学本改。

之，此活法也。假令有人脉浮，头项强痛，发热而恶寒，每日如此，不以日数多少，止是太阳经受之。其余经络皆仿此。大抵伤寒凭脉与外证以汗下之，若过日多，脉尚大浮数，按之不足者，尚责太阳也，可发汗而愈；若按之实者，汗之必死，须下之而愈也。若始得病，脉细沉数，外证或腹满咽干，或口燥舌干而渴，为正责属里，可下之而愈；若无此证，但发热脉沉者，误下必死，须行麻黄附子甘草汤（正二十二）、麻黄细辛附子汤（正二十三）小发汗。此皆仲景之确论也。

［三十三］问阳虚阴盛，汗之则愈，下之则死；阳盛阴虚，汗之则死，下之则愈。

《素问》云：阳虚则外寒，阴虚则内热，阳盛则内热，阴盛则外寒。故治伤寒者，阳虚阴盛，汗之则愈，下之则死；阳盛阴虚，汗之则死，下之则愈也。阴阳虚盛，非谓分脉尺寸也。表，阳也；里，阴也。《外台》云：表病里和，汗之则愈；表和里病，下之则愈。亦只是论表里阴阳以汗下之。《难经》云：阴阳虚实者，说脉也。《素问》云：阴阳虚盛者，说表里也。仲景论伤寒汗下，故引《素问》表里之义，与《外台》所论合矣。

大抵荣卫为表，属阳；胃腑为里，属阴。寒毒争于荣卫之中，必发热而恶寒，尺寸俱浮大，内必不躁。设有微烦，其人饮食欲温而恶冷，为阳虚阴盛也，汗之则愈，误下则死。

若寒毒相薄于荣卫之内，而阳胜阴衰，极阴变阳，寒盛生热，而阳热之气盛而入里，热毒居胃，水液干涸，燥粪结聚，其人外不恶寒，必蒸蒸发热而躁；甚则谵语，其脉浮滑而数，或洪实，为阳盛阴虚也，下之则愈，误汗则死。

谨按：《黄帝素问·调经论》云：阳虚则外寒，阴虚则内热，阳盛则外热，阴盛则内寒。盖阳主外而阴主内。又曰：阳虚阴盛，汗出而愈，下之则死；阳盛阴虚，汗出而死，下之则愈。今三十三问，误写作“阳盛则内热，阴盛则外寒”。窃详内外寒热不同，则汗下差误，便分死生。又按：将作监簿王宗正《难经疏义》有阴阳盛虚汗下图，与《素问》合。以理考之，此是三十三问误写，合行刊正，勿误后人。

［三十四］问仲景有发汗者，有和解之者

伤寒表证，须看荣卫浅深，故仲景有正发汗汤剂，如麻黄汤（正二十）、桂枝汤（正一）、大青龙汤（正三五）是也。有和解其表，如小青龙汤（正三六）、桂枝麻黄各半汤（正二）、白虎汤（正六四）、桂枝二越婢一汤（正四）、柴胡桂枝汤（正三十一）、小柴胡汤（正二十九）之类是也。后人不能深究寒热浅深，药性紧慢，一概用药，因兹夭伤。其间纵获生全，往往汗后虚乏，遂致劳复，或变生百病，淹引岁月，卒至不救。

此皆由汗下过度，阴阳并竭。血气羸损，以致此祸。如遇病轻，但当和解之，所谓和其荣卫，以通津液，令其自解也。

［三十五］问仲景有宜下之，有微和其胃气者

伤寒里证，须看热气浅深。故仲景有宜下之，如大承气汤（正四一）、小承气汤（正四二）、十枣汤（正八九）、大柴胡汤（正三十）是也。有微和其胃气，如调胃承气汤（正四三）、脾约丸（杂六六）、少与小承气（正四二）微和之之类是也。《金匮玉函》云：虚者十补勿一泻，强实者泻之，虚实等者，泻勿大泄之。故王叔和序《伤寒》有承气之戒。

又问转药孰紧？答曰：大承气最紧，小承气次之，调胃承气汤又次之，大柴胡又次之。仲景治法，荡涤热积，皆用汤液，不得用丸子药，不可不知也。大柴胡加大黄、小柴胡加芒硝，方为转药，盖为病轻者设也。

［三十六］问伤寒一日，头疼口干，烦满而渴。二日腹满身热，不欲食，谵语。三日耳聋囊缩而厥，水浆不入，不知人。

此名两感伤寒也。两感者，表里俱病也。太阳与少阴为表里，阳明与太阴为表里，少阳与厥阴为表里。阴阳双传，脏腑俱病，此为难治，六日而死矣。故一日太

阳与少阴俱病，则头痛口干，烦满而渴。二日阳明与太阴俱病，则腹满身热，不欲食，谵语。三日少阳与厥阴俱病，则耳聋囊缩而厥。仲景无治法，但云两感病俱作，治有先后，发表攻里，本自不同。寻至第三卷中，言伤寒下之后，复下利不止，身疼痛者，当急救里，宜四逆汤（正七五）；复身体疼痛，清便自调者，急当救表，宜桂枝汤（正一）。遂以意寻比仿效，治两感有先后，宜先救里，若阳气内正，即可医也。内才正，急当救表，盖内尤为急，才温内，则急救表，亦不可缓也。

［三十七］问伤寒已经发汗、吐、下，仍不解古人谓之坏病。

仲景云：太阳病三日，已发汗，若吐、若下、若温针，仍不解者，为坏病，桂枝不中与也，当知何逆，随证治之。又云：太阳病不解，转入少阳者，胁下鞕满，干呕不能食，往来寒热，尚未吐下，其脉沉紧者，可与小柴胡汤（正二十九）。若已吐下发汗，小柴胡证罢，此为坏病，知犯何逆，以法治之。盖为病中又感异气，变为坏病。以时令寒暑燥湿风气不节，脉息与少阳相异，小柴胡证罢。证候与伤寒不同，麻黄桂枝不中与也。明当消息其由，以法治之。若脉尺寸俱盛，重感于寒，变为温疟。先热后寒名曰温疟。在第六卷四十四问。阳脉浮滑，阴盛濡弱，更遇于风，变为风温，四支不收，头疼身热，常自汗出，在第六卷四十五问。阳脉洪数，阴脉实大，更遇温热，变为温毒，为病最重。春月肌肉发斑，名曰温毒。在第六卷五十问。阳脉濡弱，阴脉弦紧，更遇温气，变为温疫。一岁之中，长幼疾状多相似，感四时不正之气，在第六卷四十六问。脉证之变，方治不同。仲景谓温病之脉，行在诸经，不知何经之动，随其经而取之也。又有伤寒过经，再受热邪，留畜脏腑，病候多变，久而不差，阴阳无复纲纪；及伤寒解后，虚羸少气，皆名坏伤寒也。知母麻黄汤（杂二八）、鳖甲散（杂二九）、黑奴丸（杂二十），检方与病证相参选用之。若伤寒解后，虚羸少气，气逆吐者，竹叶石膏汤主之（正九五）。

卷之六

此一卷论伤寒、伤风、热病、中暑、温病、温疟、风温、温疫、中湿、湿温、痓病、温毒之名。天下之事，名定而实辨，言顺则事成。又况伤寒之名，种种不同，若识其名，纵有差失，功有浅深，效有迟速耳。不得其名，妄加治疗。往往中暑乃作热病治之，反用温药；湿温乃作风温治之，复加发汗。名实混淆，是非纷乱，性命之寄，危于风烛。今于逐问下，详载疾状，而名之曰某病，庶几因名识病，因病识证，如暗得明，胸中晓然，而处病不差矣。

［三十八］问脉浮而紧涩，头疼，身体拘急，恶寒无汗，寒多热少，面色惨而不舒，腰脊疼痛，手足指末微厥，不烦躁。

此名伤寒也。伤寒之候，发热恶寒，头疼，腰脊痛，脉紧无汗，宜发汗而解，麻黄汤主之（正二十），轻者只与桂枝麻黄各半汤（正二）。又人参顺气散（杂三十）、葱豉汤（杂七四）、苍术散（杂三一）、麻黄葛根汤（杂三十二）可选而用之。

然太阳病，亦有热多寒少者，须仔细看脉与证也。

热多寒少，不呕，清便自可，宜桂枝麻黄各半汤。若脉浮者，虽热多寒少，自可发汗。若脉弱者，无阳也，桂枝二越婢一汤主之（正四）。热多寒少而尺脉迟者，荣气不足，血少故也，先以小建中汤（正三十七）加黄耆最良。尺脉尚迟，再作一剂。

或太阳证宜汗，而其人适失血及下利，则频频与少桂枝汤（正一），使体润漐漐连日，当自解。

假如淋家、衄血家，法不可汗，亦可以小柴胡（正二十九）之类和解之。

［三十九］问脉浮而缓，寸大而尺弱，自汗体热，头疼恶风，热多寒少，其面光而不惨，烦躁，手足不冷。

此名伤风也。伤风之候，头疼发热，脉缓，汗出恶风，当须解肌，宜桂枝汤主之（正一），轻者只与柴胡桂枝汤（正三十一）。败毒散（杂三十三）、独活散（杂三十四）可选用之。治太阳中风，有汗用桂枝汤。凡脉紧必无汗，唯濡而紧，却自汗，勿误用小建中汤也（正三十七）。须是脉浮而缓者，方可用桂枝也。项背强者，桂枝汤加葛根也（正十八）。本草葛根主伤风有湿，开窍解肌。盖桂枝加葛根者，谓中风有湿，当加之，去其风湿。取微汗者，风湿去也。里寒者，桂枝去芍药加附子汤也（正八）。不饮水者是也。凡发汗后，汗不止，为漏风，桂枝加附子汤主之（正六）。腹满者，太阴证，脉浮者，可服桂枝汤微发汗；腹痛者，桂枝加芍药汤（正十二）；痛甚者，桂枝加大黄汤也（正十三）。

虽然，桂枝汤自西北二方居人，四时行之，无不应验。自江淮间，唯冬及春初可行，自春末及夏至已前，桂枝证可加黄芩半两，阳旦汤是也（杂一百十六）；夏至后有桂枝证，可加知母一两、石膏二两，或加升麻半两。若病人素虚寒者，正用古方，不在加减也。岐伯所谓同病异治者此也。大抵用温药当避春，用热药当避夏。《素问》所谓用温远温，用热远热者也。

又问：伤寒与伤风，何以别之？伤寒者，脉紧而涩；伤风者，脉浮而缓。伤寒者无汗，脉涩故也。伤风者有汗。伤寒者畏寒不畏风，伤风者畏风不畏寒。大抵太阳病者，必脉浮发热，恶风恶寒也。恶寒者，不当风而自增寒；恶风者，当风而增寒也。六经皆有伤寒伤风，其证各异。太阳脉浮有汗为中风，脉紧无汗为伤寒。阳明善饥为中风，不食为伤寒。少阳两耳聋，目赤胸满而烦为中风，口苦咽干目眩为伤寒。若三阴伤风，无变异形证，但四肢烦疼，余证同三阳。

［四十］问有发热恶寒，烦躁，手足温，而脉反浮紧者；有寒多热少，不烦躁，手足微冷，而脉反浮缓者。

此名伤风见寒脉，伤寒见风脉也。盖发热恶风，烦躁，手足温，为中风候，脉浮紧为伤寒脉，是中风见寒脉也；寒多热少，不烦躁，手足微厥，为伤寒候，脉浮缓为中风脉，是伤寒见风脉也。中风见寒脉，伤寒见风脉，宜服大青龙汤（正三十五）。盖大青龙证，脉似桂枝，反无汗；病似麻黄，反烦躁是也。脉弱有汗为桂枝证，脉紧不烦躁为麻黄证。大青龙汤治病，与麻黄汤证相似，但病尤重，而又加烦躁者，用大青龙汤也。以其中风并伤寒俱盛，故青龙汤添麻黄作六两；又似合桂枝汤药味在内添石膏，所以为紧，此治荣卫俱病。若证不审，误用大青龙汤，则发汗多伤人。以其有烦躁一证，故可用大青龙汤。大抵感外风者为伤风，感寒冷者为伤寒。故风则伤卫，寒则伤荣。桂枝主伤卫，麻黄主伤荣，大青龙主荣卫俱伤故也。风伤卫者，病在皮肤之间也。以卫行脉外，为阳主外，皮肤之间，卫气之道路故也，其病浅。寒伤荣者，寒气中于肌肉也。以荣行脉中，为阴主内，肌肉之间，荣气之道路故也，其病深。所以桂枝与麻黄所施各异，戒勿误用。以有浅深之别，风寒之殊，夫医当宜审谛。大青龙尤宜慎用。仲景云：脉微弱，汗出恶风者，不可服青龙；服之别厥逆，筋惕肉瞤，此为逆也。《类纂》云：凡发汗过多，筋惕肉瞤，振摇动人；或虚羸之人微汗出，便有此证，俱宜服真武汤（正百五）以救之。羸甚者，芍药或量多少与之；恶热药者，去附子。余依加减法。仲景制真武汤，乃为合用桂枝，却用麻黄之类发汗，多亡阳有此证，故用真武汤。若调理顺者，无此证也。

［四十一］问夏月发热恶寒，头疼，身体支节痛重，其脉洪盛者。

此名热病也。冬伤于寒，因暑气而发为热病。治热病与伤寒同。有汗宜桂枝汤（正一），无汗宜麻黄汤（正二十），加烦躁者宜大青龙汤（正三十五）。然夏月药性须带凉，不可太温。桂枝、麻黄、大青龙，须用加减法。夏至前桂枝加黄芩半两，夏至后桂枝、麻黄、大青龙加知母一两、石膏二两，或加升麻半两也。盖桂枝麻黄汤性热，地暖之处，非西北之比，夏月服之，必有发黄斑出之失。热病三日外，与汤不差，脉势仍数，邪气犹在经络，未入脏腑者，桂枝石膏汤主之（杂三十五）。此方夏至后代桂枝证用。若加麻黄半两，可代麻黄、青龙汤用也。古方三月至夏，为晚发伤寒，栀子升麻汤（杂三十六）亦可选用之。

又问：夏至后，皆可行白虎汤液耶？白虎汤治中暑与汗后一解表药耳。今之医者，见六月中病，多云中暑，不辨热病，用药大凉。又况夏月阴气在内，最难调治，白虎汤尤宜戒之。

［四十二］问夏月自汗恶寒，身热而渴，其脉微弱者

此名中暑也。大抵中暑与热病，外证相似，但热病者脉盛，中暑者脉虚，以此别之。《甲乙经》云：脉盛

身寒，得之伤寒；脉虚身热，得之伤暑。盖寒伤形而不伤气，所以脉盛；热伤气而不伤形，所以脉虚。伤寒即身体支节痛重，其脉洪盛，按之有力，此是冬月感寒深，至夏发耳。中暑即背寒面垢，其面如涂油。《类纂》云：面垢者，阳证也。一名面尘，若尘埃之著面。手足微冷，烦渴口燥，但觉倦怠，四肢却不痛重，其脉微弱，按之无力，白虎汤主之（正六四）；痰逆恶寒者，橘皮汤主之（杂四）；不恶寒者，竹叶汤主之（正九五）；头疼恶心烦躁，心下不快者，五苓散（正六六）最妙。

又问：中暑何故洒然毛耸，恶寒？答曰：经云：四时八风之中人也，因有寒暑，寒则皮肤急，腠理闭；暑则皮肤缓，腠理开，开则洒然寒，闭则热而闷。近人多不明中暑，或作热病法治之，复用温热药，必致发黄斑出，更为畜血，尤宜戒之。

［四十三］问夏至已前发热恶寒，头疼，身体痛，其脉浮紧。

此名温病也。春月伤寒，谓之温病。冬伤于寒，轻者夏至已前发为温病，盖因春温暖之气而发也。又非温疫也。治温病与冬月伤寒、夏月热病不同，盖热轻故也。春初秋末，阳气在里，其病稍轻，纵不用药治之，五六日亦自安。升麻汤（杂一）、解肌汤（杂三八）、柴胡桂枝汤（正三一）最良；热多者，小柴胡汤主之（正二九）；不渴，外有微热者，小柴胡加桂枝也；嗽者，小柴胡加五味子也；或烦渴发热，不恶寒，与虚烦者，并竹叶石膏汤（正九五）次第服之。麻黄、桂枝、大青龙，唯西北二方，四时行之，无有不验。若江淮间，地偏暖处，唯冬月及正初，乃可用正方。自春末至夏至已前，桂枝、麻黄、大青龙内宜加减也。加减法在热病门

［四十四］问病人先热后寒，尺寸脉俱盛

此名温疟也。先热后寒，名曰温疟。病人尺寸俱盛，重感于寒，变成温疟，小柴胡汤主之（正二九）。疟疾寒热相等，及先热后寒者，俱宜与小柴胡汤；先寒后热者，小柴胡加桂汤（杂三九）；有多热但热者，白虎加桂汤（杂四十）；有多寒但寒者，柴胡桂姜汤（杂四一）；有汗多烦渴，小便赤涩，素有瘴气，及不伏水土，呕吐甚者，可服五苓散（正六六）；脉小紧，寒热呕吐，间日频日，发作无时，大便秘者，可服大柴胡汤下之（正三十）；脉浮大，寒热往来者，可服祛邪丸吐之（杂四三）；久不愈者，服疟母煎丸（杂四一）当自愈。治疟之法，无以过也。

大抵疟脉自弦，弦数者多热，弦迟者多寒，弦小紧者可下之，弦迟者可温之，弦紧者可发汗，浮者可吐之。夏伤于暑，秋必病疟，此非伤寒之谓，以其坏伤寒有温疟一证，故因而及之。

［四十五］问脉尺寸俱浮，头疼身热，常自汗出，体重，其息必喘，四肢不收，嘿嘿但欲眠。

此名风温也。其人素伤于风，因复伤于热，风热相薄，即发风温。主四肢不收，《左传》曰：风淫末疾。头疼身热，常自汗出，不解，治在少阴、厥阴，少阴火，厥阴风。不可发汗。发汗即谵言独语，内烦躁扰，不得卧，若惊痫，目乱无精。疗之者，复发其汗，如此死者，医杀之也。风温不可发汗，宜萎蕤汤（杂四五）。风温身灼热者，知母干葛汤（杂四六）。风温加渴甚者，栝蒌根汤（杂四七）。风温脉浮，身重汗出，汉防己汤（杂四八）。

［四十六］问一岁之中，长幼疾状多相似

此名温疫也。四时皆有不正之气，春夏亦有寒清时，秋冬或有暄暑时。人感疫疠之气，故一岁之中，病无长少，率相似者，此则时行之气，俗谓之天行是也，老君神明散（杂四九）、务成子萤火丸、圣散子（并杂五十）、败毒散（杂三十三）。冬气温，春气寒，夏气冷，秋气热，为时气。时气与伤寒同，而治有异者，盖因四时不正之气而变更，不拘以日数浅深，汗吐下随证施行，所以圣散子不问表里阴阳者此也。唯圣散子性差热，用者宜详之。若春应暖而清气折之，则责邪在肝；

三四月或有暴寒，其时阳气尚弱，为寒所折，病热犹轻，升麻散（杂一）、解肌汤主之（杂三十八）；夏应暑而寒气折之，则责邪在心；五月、六月，阳气已盛，为寒所折，病热则重。七月、八月，阳气已衰，为寒所折，病热亦微，调中汤（杂五一）、射干汤（杂五二）、半夏桂枝甘草汤（杂五三）可选而用之；秋应凉而反大热抑之，则责邪在肺；湿热相薄，民多病瘅。瘅者黄也，宜白虎加苍术汤（杂一百十七）、煎茵陈汁调五苓散（正六十六）；冬应寒而反大温抑之，则责邪在肾；其冬有非节之暖者，名为冬温。此属春时阳气发于冬时，则伏寒变为温病，宜萎蕤汤（杂四五）。仲景云：冬温之毒，与伤寒大异。盖伤寒者，伤寒气而作；冬温者，感温气而作；寒疫者，暴寒折人，非触冒之过。其治法不同，所施寒热温凉之剂亦异，不可拘以日数，发汗吐下，随证施行。要之，治热以寒，温而行之；治温以清，冷而行之；治寒以热，凉而行之；治清以温，热而行之；以平为期，不可以过。此为大法。

［四十七］问一身尽痛，发热身黄，小便不利，大便反快者。

此名中湿也。风雨袭虚，山泽蒸气，人多中湿。湿流关节，须身体烦痛，其脉沉缓，为中湿。脉细者非也。主一身尽痛，发热身黄，小便自利者，术附汤（正七十）。若小便不利，大便反快，当利其小便，宜甘草附子汤（正七一）、五苓散（正六六）主之。《至真要论》云：治湿之法，不利小便，非其治也。《金匮要略》云：湿家身烦痛，可与麻黄汤加白术四分发其汗，慎不可以火攻之。湿家虽身体痛，不可大发汗，汗出则作痓。大抵中湿者，水湿之蒸气，及汗出当风，取冷过度，或中雾露，与风寒气合者曰痹，皆由中于湿，而后挟以异气。其寒多者，为痛，为浮肿，非附子、桂、术不能去也；其风多者，为烦热，为流走，为拘急，非麻黄、薏苡、乌头辈不能散也；其中气者，为坚满，为癃闭，非甘遂、葶苈、枳、术不能泄也。

［四十八］问支体痛重，不可转侧，额上微汗，不欲去被，或身微肿。

此名风湿也。脉浮为风湿，是风气与湿气相薄，肢体痛重，不可转侧，额上微汗，不欲去被，或身微肿。欲发汗，但絷絷身润，则风湿俱去；若大发其汗，则风气去，湿气在矣，麻黄杏子薏苡甘草汤（杂五四）、防己黄耆汤（杂五五）、桂枝附子汤（正六九）、桂枝加白术汤、甘草附子汤（正七一）、术附汤（正七十）、杏仁汤（杂五六）、败毒散（杂三十三），可选而用之。身肿者，甘草附子汤加防风。

［四十九］问两胫逆冷，胸腹满，多汗，头目痛，苦妄言。

此名湿温也。其人尝伤于湿，因而中暑，湿热相薄，则发湿温。病苦两胫逆冷，腹满，又胸多汗，头目痛，苦妄言，其脉阳濡而弱，阴小而急，治在太阴，脾属土主湿。不可发汗，汗出必不能言，耳聋，不知痛所在，身青，面色变，名曰重暍，如此死者，医杀之耳，白虎加苍术汤（杂百十七）主之。此方出《伤寒微旨》，亦仿《金匮》白虎加桂汤（杂四十）。

［五十］问发热恶寒，颈项强急，腰身反张，如中风状，或瘈疭口噤。

此名痓也。伤风颈项强急，身体反张，属太阳经，先因伤风，又感寒湿而致然也。古人谓之痓病。痓，音帜，又作痉，巨郢反。痓者，强直也。古人以强直为痓。《金匮要略》云：太阳病，其身体几几，便为痓也。外证发热恶寒，与伤寒相似，但其脉沉迟弦细，而项背反张强硬，如发痫之状，此为异耳。新产血虚，多汗出，喜中风，亦有此证。当察其有汗无汗，以分刚痓柔痓。无汗恶寒名刚痓，有汗不恶寒名柔痓。无汗，葛根汤主之（正二十六）；有汗，桂枝加葛根汤（正十八）主之。《本草》葛根主伤风有湿，开窍解肌。凡刚柔二痓，小续命汤（杂五七）并可与之。有汗者，小续命汤去麻黄，加葛根也。若审知刚痓，胸满口噤，其人卧不着席，脚挛急，咬齿，当行大承气汤（正四一）。《外台》云：热而痓者死。热病痉者，反折瘈疭，齿噤断也。

又问：刚柔二痓，与阴阳二痉是如何？痓，亦作痉。阳痉属刚痓，阴痉属柔痓，附术散（杂五八）、桂心白术汤（杂五九）、附子防风散（杂六十）、八物白术散（杂六一）、桂枝煮散，可选而用之。《活人续集·解惑论》云：合面而卧为阴痉，仰目者为阳痉。又云：或因湿家发汗多，则发痓也。

［又五十］问初春病人，肌肉发斑瘾疹如锦纹，或咳，心闷，但呕清汁。

此名温毒也。温毒发斑者，冬时触冒疹毒，至春始发病。初在表，或已发汗吐下，而表证未罢，毒气不散，故发斑，黑膏主之。又有冬月温暖，人感乖戾之气，冬未即病，至春或被积寒所折，毒气不得泄，至天气暄热，温毒始发，则肌肉斑烂，瘾疹如锦纹而咳，心闷，但呕清汁，葛根橘皮汤主之（杂九十四），黄连橘皮汤（杂百二十五）尤佳。

卷之七

此一卷论痰证、食积、虚烦、脚气。与伤寒相似，实非伤寒也。所谓朱紫相陵，玉石不分。医者处病灭裂，见其发热恶寒，往往作伤寒治之，发汗吐下，因兹夭横者多矣。今特立一门，别而论之，庶几览者知其非伤寒也。

［五十一］问憎寒发热，恶风自汗，寸口脉浮，胸膈痞满，气上冲咽喉不得息，而头不疼，项不强。

此为有痰也。中脘有痰，亦令人憎寒发热，胸膈痞满，有类伤寒，但头不疼，项不强为异，宜服柴胡半夏汤（杂六二）、金沸草散（杂六三）、大半夏汤（杂六四）。若气上冲咽喉不得息者，用瓜蒂散吐之。古法服瓜蒂散（正百十一），凡服一钱匕，药下便卧，欲吐且忍之，良久不吐，取三钱匕，汤二合和服，以手指擿之便吐矣。不吐复稍增之，以吐为度。若吐少病不除，明日如前法再服之，可至再三，不可令人虚也。药力过时不吐者，啜热汤一升，以助药力。吐讫，便可食，无复余毒。若服药过多者，饮水解之。

［五十二］问头疼脉数，发热恶寒，而身不痛，左手脉平和。

此名食积也。伤食亦令人头痛，脉数发热，但验左手人迎脉平和，身不疼痛者是也。《甲乙经》云：人迎紧盛，伤于寒；气口紧盛，伤于食。左手关前一分者，人迎之位也；右手关前一分者，气口之位也。盖人迎主外，气口主中，以此别之。伤食之证，由脾胃伏热，因食不消，发热似伤寒，却身不疼痛，此为异耳。若膈实呕吐者，食在上脘，宜吐之；若心腹满痛者，宜下之，治中汤（杂百十五）、五积散（杂二十一）、黑神丸（杂六七），可选而用也。

［五十三］问不恶寒，身不痛，头不疼，脉不紧数，但烦热者。

此名虚烦也。诸虚烦热与伤寒相似，然不恶寒，身不疼痛，故知非伤寒也，不可发汗；头不痛，脉不紧数，故知非里实也，不可下。如此者，内外皆不可攻，攻之必遂损竭多死也。此虚烦，但当与竹叶汤（正九五）；若呕者，与橘皮汤（杂三十七）。一剂不愈，再与之。孙真人云：此法数用甚有效。伤寒虚烦，亦宜服之。王叔和云：有热不可大攻之，热去则寒起，正宜服竹叶汤。

［五十四］问伤寒头疼身热，支节痛，大便秘，或呕逆，而脚屈弱者。

此名脚气也。伤寒只传足经，不传手经。地之寒暑风湿，皆作蒸气，足常履之，遂成脚气，所以病证与伤寒相近。其脉浮而弦者，起于风；濡而弱者，起于湿；洪而数者，起于热；迟而涩者，起于寒。风者汗而愈，湿者温而愈，热者下而愈，寒者熨而愈。脚气之病，始得不觉，因他病乃知，毒气入心，则小腹顽痹不仁，令人呕吐，死在朝夕矣，然终是与伤寒不同者。孙真人云：卒起脚屈弱，不能转动，有此为异耳。要之，有脚气之人，先从脚起，或先缓弱疼痹，寒气胜者为痛痹，有寒故痛也。或行起忽倒，或两胫肿痛，亦有不肿者。或脚膝枯细，或心中忪悸，或小腹不仁，病久入深，荣卫之行涩，皮肤不荣，故为不仁。不仁者，皮顽不知有无也。或举体转筋，或见食呕逆，恶闻食气，或胸满气急，或遍体酸痛，皆脚气候也，黄帝所谓缓风湿痹是也。顽弱名缓风，疼痛为湿痹。痹者，闭也。闭而不仁，故曰痹也。寒中三阳，所患必冷，越婢汤（杂六五）、小续命汤（杂五十七）主之。小续命煎汤成，旋入生姜自然汁最快。暑中三阴，所患必热，小续命汤去附子减桂一半。大烦躁者，紫雪最良。大便秘者，脾约丸（杂六十六）、神功丸（杂六八）、五柔丸（杂六九）、大三脘散（杂七十）、木瓜散（杂七三）主之。

脚气之疾，皆由气实，而始终无一人以服药致虚而殂者。头痛身热，肢节痛，而脚屈弱者，是其人素有脚气，此时发动也。脚肿者，槟榔散主之（杂七十一）。《脚气方论》、《千金》、《外台》最详，此不复叙。大抵越婢汤、小续命汤、薏苡仁酒法（杂七二）、脾约神功丸，皆要药也，仍针灸为佳。服补药与用汤淋洗者，皆医之大禁也。

卷之八

此一卷论发热。大抵伤寒寒多易治，热多难愈。伤寒发热者，以其寒极则生热，治法多用冷药，故令热不去。仲景热多寒少用桂枝二越婢一汤，不渴外有微热者用小柴胡加桂汤，皆温表之义也。近时多行小柴胡汤，不问阴阳表里，凡伤寒家皆令服之。此药差寒，不可轻用，虽不若大柴胡汤、小承气汤之紧，然药病不相主，其为害一也，往往因服小柴胡汤而成阴证者甚多。仲景虽云伤寒中风，有柴胡证，但见一证便是，不必悉具。此为是少阳证当服小柴胡，不必少阳证悉具耳。况本方又有加减随证增损。古人方治，审谛如此，后人妄投，良可怪也。

［五十五］问发热

发热而恶寒者，属太阳也。太阳病，必发热而恶寒。盖太阳主气，以温皮肤分肉，寒气留于外，皮肤致密，则寒栗而发热，宜发其汗，麻黄汤（正方二十）、大青龙汤（正方三十五）主之；若发热微恶寒者，柴胡桂枝汤（正方三十一）、桂枝二越婢一汤（正方四）主之。若吐利而发热恶寒者，霍乱也。太阳病，发热而渴，不恶寒，为温病。若发汗已，身体灼热者，为风温也。

身热，汗出濈濈然者，属阳明也。阳明病，脉浮者，宜桂枝（正方一）微汗之；脉实者，调胃承气汤下之（正方四三）；大便不秘者，白虎汤和解（正六十四）。若阳明病发汗多者，宜大承气汤急下之（正四十一）。盖汗多发热者，胃汁干故也。仲景云：太阳证，汗后不恶寒，但热者，实也，当和其胃气，宜调胃承气汤（正四三）。太阳病三日，发汗不解，蒸蒸发热者，属于胃也，宜下之。

脉细头疼，呕而发热者，属少阳也。少阳发热，小柴胡汤主之（正二十九）。不可发汗，发汗即谵语。

病人不渴，外有微热者，小柴胡加桂也（杂三十九）。小柴胡加桂，主表热最良。此法不特伤寒也，仲景表有热者，小柴胡加桂也；里有热者，白虎加人参也（正六五）。大抵身热不饮水者，为表热也；口燥烦渴者，为里热也。二药均治发热，然分表里，不可不知也。

发汗已，身灼热者，名风温。《素问》云：汗出而身热者，风热也。其人素伤于风，因复伤于热，风热相薄，即身热，常自汗出，此名风温。在第六卷第四十五问也。

病人无表里证，发热七八日，脉虽浮数，宜大柴胡汤下之（正方三十）。大便秘者加大黄。

假令已下，脉数不解，今热则消谷善饥，至六七日不大便者，有瘀血也，抵当汤主之（正九十一）。

若伤寒差后，更发热者，小柴胡汤（正二十九）主之。脉浮者，以汗解；脉实者，可下之。

又问：阴证有发热者乎？太阴、厥阴，皆不发热，只少阴发热有二证，仲景谓之反发热也。少阴病，初得之，发热脉沉者，麻黄细辛附子汤（正二十三）主之。少阴病，脉沈，发汗则动经，此大略之言耳。脉应里而发热在表，亦当以小辛之药泄汗而温散也。仲景云：伤寒之病，从风寒得之，表中风寒，入里则不消，须用温药，少汗而解。少阴病，下利清谷，里寒外热，手足厥逆，脉不出者，通脉四逆汤主之（正八十一）。大抵阴证发热，终是不同，脉须沉，或下利，手足厥也。

［五十六］问热多寒少

太阳热多寒少有三证：有热多寒少而不呕，清便自可者；有热多寒少而脉微弱者；有热多寒少而尺脉迟者，其用药皆不同也。

太阳病八九日，如疟状，热多寒少，不呕，清便自可，宜桂枝麻黄各半汤（正方二）。

热多寒少，而脉[1]微弱者，无阳也，不可发汗，宜桂枝二越婢一汤（正方四）主之。若脉浮，虽热多寒少，亦自可发汗也。热多寒少而尺中迟者，血少也，先

① 而脉：此后衍“都大”二字，据《伤寒论》删。

以小建中加黄耆（正三十七）以养其血，尺尚迟，再作一剂；然后晬时用小柴胡汤（正二十九）、桂枝二越婢一汤（正方四）辈小剂随证治之。

［五十七］问潮热

潮热者，大率当下。仲景云：潮热者，实也。大承气汤证云：其热不潮，未可与也。则知潮热当下无疑矣。虽然，更看脉与外证。脉若弦，若浮，及外证恶寒，犹有表证，且与小柴胡汤以解之（正二十九）；若腹大满不通者，可与小承气（正四十二）微和其胃气，勿令大泄也。仲景云：日晡发热者，属阳明也。脉实者，大承气（正四一）、大柴胡也（正三十）；脉虚者，桂枝也（正方一）。纵使潮热，当行大承气，亦须先少与小承气。若不转失气，不可攻之。后发热复硬者，大柴胡下之（正三十）。

若胸胁满而呕，日晡发潮热者，小柴胡加芒硝（正三十四）主之。

又有日晡发潮热，已而微利者；又有微发潮热，而大便溏者；或潮热而咳逆者，皆当用小柴胡也（正二十九）。伤寒十三日不解，胸胁满而呕，日晡发潮热，已而微利。潮热者，实也，先服小柴胡以解外，后以柴胡加芒硝汤下之。阳明潮热，大便溏，胸满不去者，小柴胡汤主之。

冬阳明潮热，当行黄芩汤。冬阳明病，脉浮而紧，必发潮热，发作有时，但脉浮者，必盗汗，黄芩汤主之（正八十五）。已上潮热，并属阳明也。

太阳有潮热乎？仲景大陷胸汤一证（正三十八），结胸有潮热者，为大结胸，属太阳也。

［五十八］问往来寒热

往来寒热者，阴阳相胜也，阳不足则先寒后热，阴不足则先热后寒。

往来寒热有三证：小柴胡汤、大柴胡汤、柴胡桂枝干姜汤。

有表证而往来寒热者，用小柴胡也（正二十九）。

有里证而往来寒热者，大柴胡也（正三十）。

已表，或已下而往来寒热者，皆可用柴胡桂枝干姜汤也（正三十二）。

仲景云：血弱气尽，腠理开，邪气因入，与正气分争，往来寒热，休作有时，小柴胡主之。又云：伤寒五六日，中风，往来寒热，胸胁苦满，默默不欲食，心烦喜呕，或胸烦而不呕，或渴；或腹中痛；或胁下痞硬；或心下悸，小便不利；或不渴，身有微热；或咳者，小柴胡主之。伤寒十余日，热结在里，往来寒热者，大柴胡主之。伤寒五六日，已发汗，复下之，胸胁满，小便不利，渴而不呕，头汗出，往来寒热，心烦，柴胡桂枝干姜汤也。

［五十九］问伤寒疟状

形证似疟，有太阳证，有阳明证，有妇人热入血室证。

太阳证，服桂枝汤（正方一），大汗出，脉洪大者，与桂枝汤，如前法；若形似疟，一日再发者，汗出必解，宜桂枝二麻黄一汤（正三）。伤寒八九日，如疟状，热多寒少，其人不呕，清便欲自可，日一二发者，麻黄桂枝各半汤。太阳证，形似疟，寒热等者，与桂枝二麻黄一汤；热多寒少者，麻黄桂枝各半汤（正方二）。

有阳明证，病人烦热汗出，如疟状，日晡发热，而脉浮虚者，与桂枝汤；脉实者，宜承气汤（正四二）。

妇人热入血室，其血必结，故使如疟状，小柴胡汤主之（正二十九）。

［六十］问汗之而寒热者

太阳证，发汗后，依前寒热者，须看脉如何。若脉浮数，或洪大，则表证犹在，当再表也，如桂枝汤（正方一），或桂枝二麻黄一（正方三）之类。医人为见已汗，或已下，而发寒热，不敢再表，误矣。盖脉浮为在表，表之必愈也。

或得汗而解，复如疟状，日晡而发者，此属阳明也，若脉实者，可下之，宜大柴胡（正三十）、大承气

（正方四一）也。

若发汗后，只恶寒者，虚也；发汗后，只发热者，实也。只恶寒，属芍药甘草附子汤（正七二）；只发热，属调胃承气汤（正方四三）。

若厥阴证，大汗出，热不去，内拘急，四肢疼，又下利厥逆而恶寒者，四逆汤主之（正七十五）。

［六十一］问汗之而仍发热者

《素问》云：温病汗出，辄复热，而脉躁疾，不为汗衰，狂言不能食，谓之阴阳交。交者，死也。又云：热病已得汗，而脉躁盛者死。今不与汗相应，是不胜其病也，其死明矣。大抵病人得汗而脉静者生，今汗之而仍发热者，若脉浮数，则表证犹在，汗之必愈也。仲景云：发汗解，半日许复热烦，脉浮数者，可更发汗，宜桂枝汤（正一）。发汗后，不敢再表者，为脉沉实耳。脉若浮者，须再汗也。发汗后不恶寒，只发热，脉沉实，或狂语，此为胃实阳盛，即不可再汗也，须当下之。设令下后，又不解，表里邪亦衰矣。仲景云：太阳病三日，发汗不解，蒸蒸发热者，宜调胃承气汤（正四十三）和其胃气也。太医云：若伤寒得汗后，热不退，发昏及狂言者，便可用承气汤（正四十二）下之立愈。未差再服。若汗后热不解，但心下痞，呕逆，又自利，大柴胡去大黄主之（正方三十）。

又有太阳证，合行桂枝，却用麻黄之类，发汗多亡阳，仍发热者，真武汤（正方一百五）主之。

更有风温一证，初得病，发热而渴，不恶寒，虽发汗已，身灼热者，为风温，属萎蕤汤（杂四十五）。岐伯所谓汗出而身热者，风热也。

若伤寒得汗后病解，虚羸，微热不去，可行竹叶石膏汤（正方九五），随其虚实而治之。

［六十二］问下之而热不退者（劳复、食复附）

仲景云：病人脉微而涩，为医所病，大发其汗，使阳气微；又大下之，使阴气弱，其人亡血，病当恶寒，后乃发热，无休止时。盖阳微则恶寒，阴弱则发热。阳微恶寒，四逆汤主之（正七十五）；阴弱发热，为内热，葶苈苦酒汤主之（杂方十六）。大抵伤寒八日已上，大发热者，此为难治。仲景云：脉阴阳俱虚，热不止者死。又有医人多用丸子药下之，身热不去，微烦者，栀子干姜汤主之（正方四九）。伤寒五六日，大下之后，身热不去，心中结痛者，未欲解也，栀子豉汤主之（正方四十五）。

又问：伤寒差后发热者，何也？此名劳、食复也。病新差，血气尚虚，津液未复，因劳动生热，热气既还，复入经络，名曰劳复。仲景云：伤寒差已后更发热，小柴胡汤主之（正二十九）。脉浮者，以汗解，宜柴胡桂枝汤（正三十一）；脉实者，以下解，宜大柴胡汤（正方三十）。又大病差后，劳复者，枳实栀子汤主之（正方九十六），麦门冬汤（杂一百二十六）、雄鼠屎汤（杂七十七）、七味葱白汤（杂一百十八），皆可选用。

又食复者，大病新差，脾胃尚弱，谷气未复，强食过多，停积不化，因尔发热，名曰食复。大抵新病差，多因伤食，便作痞，干噫食臭，腹中雷鸣下利等证，可与生姜泻心汤（正方六十三）。仲景于枳实栀子汤证云：若有宿食，内大黄如博棋子五六枚，服之愈。黄帝曰：热病已愈，时有所遗者，何也？岐伯曰：诸遗者，热甚而强食，故有所遗也。若此者，皆病已衰，而热有所藏，因其谷食相薄，两热相合，故有所遗也。帝曰：善。治遗奈何？岐伯曰：视其虚实，调其逆从，可使必已。食肉则复，多食则遗，此其禁也。

卷之九

此一卷首论恶寒。大抵太阳病必发热而恶寒，恶寒家慎不可过当覆衣被及近火气，寒热相薄，脉道沉伏，愈令病人寒不可遏。但去被，彻火，兼饮以和表之药，自然不恶寒矣。妇人恶寒，尤不可近火，寒气入腹，血室结聚，针药所不能治矣。

［六十三］问恶寒

恶寒有二证。发热而恶寒者，发于阳也；无热而恶寒者，发于阴也。发于阳者，宜解表，脉必浮数，属桂枝汤（正方一）、桂枝二越婢一汤（正四）、麻黄汤（正方二十）、青龙汤（正方三十六）证也。发于阴者，宜温里，脉必沉细，属理中汤（正方七十四）、四逆汤（正方七十五）证也。少阴病，下利已，恶寒而踡，手足温者，可治，宜建中汤（正方三十七）。若少阴病，恶寒而踡，时时自烦，不欲厚衣，用大柴胡汤下之（正方三十）。若发热，微恶寒者，属柴胡桂枝汤也（正方三十一）。发汗后，反恶寒者，虚故也，属芍药甘草附子汤（正七十二）。脉微而恶寒者，此阴阳俱虚也，不可更吐下也。发汗，面色赤有热者，为欲解，宜桂枝麻黄各半汤（正方二）。伤寒大下后，复发其汗，心下痞，恶寒者，表未解也，不可攻其痞，当先解表；表解，乃可攻痞。解表宜桂枝汤（正方一），攻痞大黄黄连泻心汤（正方五十九）。虽然，太阳、阳明、少阴皆有恶寒，要之，太阳病，或已发热，或未发热，必恶寒也。阳明证俱宜下，唯恶寒中寒为病在经，与太阳合病，属表，发其汗耳。若吐，若下后，七八日不解，热结在里，表里俱热，时时恶寒者，白虎证也（正方六十四）。

又问：有汗出恶寒者，有汗出多而微恶寒者，有头汗出而微恶寒者，何也？仲景云：太阳病，其人发热汗出，复恶寒，不呕，但心下痞者，此以医下之也，心下痞，而复恶寒汗出者，附子泻心汤主之（正方六十）。阳明病，脉迟，汗出多，微恶寒者，表未解也，可发汗，宜桂枝汤也（正方一）。头汗出而微恶寒者，属少阳，宜小柴胡汤也（正方二十九）。

又问：背恶寒者，何也？背恶寒有两证。三阳合病背恶寒者，口中不仁，口燥舌干也；少阴病背恶寒者，口中和也。以此别之，口中不仁，口燥舌干，而背恶寒者，白虎加人参汤主之（正六十五）。口中和，而背恶寒者，附子汤主之（正方六八），仍灸之。仲景云：少阴病，得之一二日，口中和，其背恶寒者，当灸之，附子汤主之。

［六十四］问恶风

恶风者，卫中四时之虚风，所以恶风也。其人当汗出而脉缓也，数与桂枝汤（正方一）、桂枝加葛根汤（正方十六），使遍体微润连日，当自解矣。

又有太阳病，发汗多亡阳，遂漏不止，卫虚而恶风者，当温其经也。其人恶风，小便难，四肢微急，难以屈伸者，桂枝加附子也（正方六）。若伤寒四五日，身热恶风，颈项强，胁下满，手足温而渴者，小柴胡汤也（正方二十九）。风湿相薄，骨节疼烦，掣痛，不得屈伸，汗出短气，小便不利，恶风不欲去衣，或身微肿者，甘草附子汤主之（正方七十一）。

［六十五］问伤寒不得汗

《甲乙经》云：热病脉常躁盛，而不得汗者，此阳脉之极也，死；脉盛躁而得汗者生。人抵伤寒荣卫俱病则无汗，麻黄汤（正方二十）、葛根汤（正方二十六）、大青龙汤（正方三十五）、葱豉汤（杂方七十四），可选而用之。

若伤寒连服汤剂，而汗不出者，死。如中风法，蒸之，温热之气于外迎之，无不得汗也。薪火烧地良久，扫除去火，可以水洒之，取蚕沙、柏叶、桃叶、糠麸，皆可用，相和铺烧地上，可侧手厚，上铺席，令病人当上卧，温覆之。夏月热，只布单覆之，汗移时立至。俟周身至脚心皆汗漐漐，乃用温粉扑止汗，移上床。最得力者，蚕沙、桃、柏叶也。无蚕沙亦得，单桃叶亦得，蒴藋亦可用。麸糠乃助添令多尔，不用亦得。

伤寒亦有气虚不能作汗者。仲景云：脉浮而迟，迟为无阳，不能作汗，其身必痒，宜桂枝麻黄各半汤主之(正方二)。阳明病，法多汗，反无汗，如虫行皮中状者，此久虚故也，宜术附汤（正方七十)、黄耆建中汤(正方三十七)。

［六十六］问自汗

伤寒无汗者七证，自汗者九证。太阳伤寒、刚痓病、太阴病、少阴病、厥阴病、阴易病、冬阳明病，皆无汗。凡少阴证无汗，类麻黄汤之证。然类麻黄证，脉阴阳俱紧，少阴脉微细为异也。又汗出为阳微，故仲景云：阴不得有汗。脉阴阳俱紧，而反汗出，为亡阳，属少阴经也。汗出者九证。卫不和自汗、病人脏无他病，时发热自汗出而不愈者，卫不和也，先其时发汗则愈，属桂枝也（正方一)。太阳病，发热汗出者，此为荣弱卫强，故汗出，欲救风邪者，宜桂枝汤。又云：病常自汗出者，此为荣气和，荣气和者，外不谐也，以卫气不与荣气谐故尔，以荣行脉中，卫行脉外，复发其汗，荣卫和则愈。伤风自汗、太阳病，发热汗出，恶风脉缓，为中风，属桂枝汤（正方一)。又云：太阳病，项背强几几，反汗出恶风，桂枝加葛根汤（正方十八）主之。汗出而渴者，五苓散（正方六十六）；不渴者，茯苓甘草汤（正五十三）。虽然，仲景云：伤风自汗用桂枝，然桂枝汤难用，须是仔细消息之。假令伤风自汗，若脉浮而弱，设当行桂枝汤，服后无桂枝脉息证候而烦者，即不可再服也。若伤风自汗出而小便数者，切不可与桂枝也。仲景云：太阳病自汗，四支拘急，难以屈伸，若小便难者，可桂枝汤内加附子服之（正方六）；若小便数者，慎不可与桂枝附子汤，宜服芍药甘草汤（正方五七）。若误行桂枝附子攻表，便咽干烦躁，厥逆呕吐，作甘草干姜汤（正五十五）与之，以复其阳；若厥愈足温，更作芍药甘草汤与之，其脚即伸；若胃气不和谵语者，与调胃承气汤（正四十三）微溏则止。其谵语缘芍药甘草汤主脉浮自汗，小便数者，寸口脉浮为风，大为温，风则生微热，虚则两胫挛，小便数仍汗出，为津液少，不可误用桂枝，宜服芍药甘草，补虚退风热。通治误服桂枝汤后病证仍存者。风温自汗、太阳病，发热而渴，不恶寒者，为温病。若发汗已，身灼热者，名风温。风温为病，脉阴阳俱浮，自汗出，身重，多眠睡，鼻息必鼾，语言难，属萎蕤汤（杂四十五）。中湿自汗、《难经》云：何以知伤湿得之？然。当喜汗出，不可止。何以言之？肾主湿，故知肾入心，为汗出不可止也。中暑自汗、太阳中热者，暍是也。其人汗出恶寒，身热而渴，属白虎汤（正六十四）。阳明病自汗、不恶寒，反恶热，濈濈然汗自出者，属阳明也。若阳明病汗出多而渴者，不可与五苓散，以汗多胃中燥，猪苓复利其小便故也。故仲景云：阳明病，发热汗多者，急下之。阳明病，其人汗多，以津液外出，胃中燥，大便必鞕，谵语者，属调胃承气汤（正四十三）。虽然，阳明汗多急下，若小便自利者，此为津液内竭，虽鞕[①]不可攻之，须自大便，导之，宜用蜜煎导法（正一百十二）。阳明病，汗出而脉迟，微恶寒者，表未解也，宜桂枝汤（正方一）。阳明法多汗，则脉浮，无汗而喘者，发汗则愈，宜麻黄汤（正方二十）。亡阳自汗、太阳病，发汗多，遂漏不止，其人恶风，当温其经，宜桂枝加附子汤（正方六）。伤寒尺寸脉俱紧，而汗出者，亡阳也，此属少阴，法当咽痛，而复吐利，其人热不去，内拘急，四肢疼，厥逆而恶寒者，四逆汤（正七十五）主之。汗多不止者，可用温粉扑之。若汗多不止，必恶风，烦躁不得卧者，先服防风白术牡蛎汤（杂二），次服小建中汤（正三十七）。柔痓自汗、太阳病，发热，脉沉细，摇头口噤，背反张，汗出而不恶寒者，名柔痓，小续命汤主之也（杂五十七）。霍乱自汗。吐利汗出，发热恶寒，四肢拘急，手足厥冷者，四逆汤主之（正七十五）。虽然少阴不得有汗，而少阴亦有反自汗出之证。阴证四支逆冷，额上及手背冷汗濈濈者，亡阳也。阳明病法多汗，而阳明亦有反无汗之证，不可不察也。

① 鞕：原作“尔”，据《伤寒论》改。

[六十七] 问头汗出

病人表实里虚，玄府不开，则阳气上出，汗见于头。凡头汗出者，五内干枯，胞中空虚，津液少也，慎不可下。下之者谓之重虚。然头汗出者有数证。伤寒五六日，头汗出，微恶寒，手足冷，心下满，口不欲食，大便鞕，脉细者，此为阳微结，必有表，复有里也。脉沉亦有里也。汗出为阳微，假令纯阴结，不得复有外证，悉入在里，此为半在里半在外也。脉虽沉紧，不得为少阴病，所以然者，阴不得有汗，今头汗出，故知非少阴也，小柴胡汤主之（正二十九）。伤寒五六日，已汗下，胸胁满，微结，小便不利，渴而不呕，但头汗出，往来寒热，心烦者，此表未解也，柴胡桂枝干姜汤主之（正方三十二）。病人但头汗出，身无汗，剂颈而还，小便不利，渴引水浆者，此为瘀热在里，身必发黄，五苓散（正六十六）、茵陈汤（正方九十三）。

阳明病下之，其外有热，手足温，不结胸，心中懊侬，饥不能食，但头汗出者，栀子豉汤主之（正四十五）。

心下紧满，无大热，头汗出者，茯苓汤主之（杂八十四）。仲景云：伤寒心下紧满，无大热，但头汗出者，此名为水结在胸胁，以头汗出，别水结证，小半夏加茯苓汤（杂方八十二）。

阳明病，下血谵语者，为热入血室，但头汗出者，刺期门，随其实而泻之，汗出则愈。汗出谵语者，有燥屎也，过经乃可下也。下之早，语言必乱，以表实里虚故也。

［六十八］问头疼

头疼者，阳证也。太阳证头疼，必发热恶寒，无汗者，麻黄汤（正方二十）；有汗者，桂枝汤。若已发汗，或未发汗，头痛如破者，连须葱白汤（杂七十五）。服汤不止者，葛根葱白汤主之（杂七十六）。脉弦细，头痛发热者，属少阳也。少阳不可发汗，小柴胡主之（正二十九）。阳明证，头疼，不恶寒，反恶热，胃实故也，阳明气实，故攻头也，调胃承气汤（正四十三）主之。仲景云：伤寒不大便六七日，头疼有热者，与承气汤；其小便清者，知不在里，仍[1]在表也，当须发汗。若头疼者必衄，属桂枝汤（正方一）。太阴、少阴经，从足至胸，俱不至头，唯厥阴经挟胃，属肝，络胆，循喉咙，上颃颡，连目系，出额，故太阴、少阴，并无头疼之证。仲景只有厥阴一证，吴茱萸汤（正方一百），治干呕吐涎沫，头疼而已。大抵属三阳者，头疼为多也。孙真人云：阳伤寒者，体热头疼是也；阴伤寒者，不壮热，不头痛是也。若非次头疼，胸中满；及发寒热，脉紧而不大者，即是膈上有涎，宜用瓜蒂末一钱，暖水调

---

① 仍：原作“续”，据《伤寒论》改。

下，吐涎立愈。

又问：病人头疼鼻塞而烦者，何证也？此属湿家，头中寒湿，故鼻塞而头疼也。内瓜蒂末鼻中则愈，法在发黄门中。

［六十九］问身体痛（身痒附）

太阳、少阴、厥阴，皆有身体痛，当以外证与脉别之。太阳证表未解，脉浮紧，法当身体痛，宜麻黄汤（正方二十）以汗之。脉浮紧，当身体疼痛，宜以汗解。假令尺脉迟者，不可发汗。何以知其然？荣气不足，血少故也。尺脉迟者，先以小建中汤以养之（正三十七）；脉浮者，麻黄汤主之。太阳中湿，一身尽痛，发热身黄，小便不利，病人中湿，因而伤风，风湿相薄，一身痛重，是名风湿，当于风湿中求之。麻黄加术汤主之（杂方一百二十二）。若脉沉，自利而身体痛者，阴证也，急当救里，宜四逆汤（正七十五）、附子汤（正六十八）、真武汤（一百五）之类以温之。大抵大便利而身体疼者，当救里；大便如常而身体痛者，急当救表，此不可不知也。或身重背强，腹中绞痛，咽喉不利，身如被杖者，当作阴毒治之。

又问：发汗后身疼痛，脉沉而迟，当用何药？仲景有桂枝加芍药生姜人参新加汤（正方十一），盖为此证也。小建中汤（正三十七）兼治汗后身疼，脉沉而迟者。若霍乱吐泻止而身疼痛不休者，少与桂枝汤（正方

一）即愈。《金匮要略》云：疮家虽身体痛，不可发汗，汗出则痓。

又问：身痒者，何也？脉浮而迟，迟为无阳，不能作汗，其身必痒。太阳病七八日，脉微而恶寒，以阴阳俱虚，不可更发汗，更下，更吐也。小柴胡汤主之（正二十九）。若重[①]发汗则气虚，必两耳聋无闻，素无热人，可芍药甘草附子汤（正七十二）；素有热人，可黄耆建中汤（正三十七）。面赤有热者，未欲解也，以其不能得小汗出，身必当痒，宜桂枝麻黄各半汤（正方二）。

［七十］问筋惕肉瞤，头眩身摇

太阳病，发汗不解，发热，心悸头眩，身瞤动，欲擗地者，属真武汤（正一百五）。大凡发汗过多，即身瞤动，振摇；虚羸之人，微发汗，便有此证，俱宜服真武汤。羸甚者，去芍药，或少用之；有热证，恶热药者，去附子。余依本方加减法详之。

伤寒若吐。若下后，心下逆满，气上冲胸，起则头眩，脉沉紧，发汗则动经，身为振摇者，茯苓桂枝白术甘草汤主之（正方五十二）。

伤寒应发汗，而动气在左，不可发汗，发汗则头眩汗出，筋惕肉瞤，此为逆，难治，且先服防风白术牡蛎

---

① 重：下原衍“反”字，据《伤寒论》删。

散（杂方二），次服建中汤（正三十七）。

［七十一］问　喘

伤寒喘，只有太阳、阳明二证。

太阳病，头疼发热身疼，恶风无汗而喘者，宜汗，属麻黄汤（正方二十）。桂枝证，医反下之，利遂不止，脉促者，表未解也；喘而汗出者，葛根黄芩黄连汤也（正二十八）。太阳病，下之微喘者，表未解故也，桂枝加厚朴杏子汤也（正方十九）。发汗后，不可更行桂枝汤，汗出而喘，无大热者，可与麻黄杏子甘草石膏汤也（正方二十一）。

阳明病，汗出不恶寒，腹满而喘，有潮热者，宜下，属承气汤（正四十二）。然阳明病，脉浮，无汗而喘，发汗则愈，宜麻黄汤（正方二十）。

太阳与阳明合病，喘而胸满者，不可下，宜麻黄汤。

又发汗后，饮水多，咳而微喘者，水停心下，肾气乘心故也，小青龙去麻黄加杏仁（正三十六）。

小腹满者，去麻黄加茯苓也（正三十六）。又问：麻黄主喘，何故去之？此治心下有水而喘，不当汗也，小便不利，小腹满，故去麻黄，加茯苓也。

[七十二] 问 渴

脉浮而渴，属太阳。伤寒表不解，心下有水气而渴者，小青龙去半夏加栝楼根（正三十六）。太阳病，服桂枝，大汗出后，大烦渴者，白虎加人参（正六十五）。脉浮，小便不利，微热消渴者，五苓散（正六十六）。伤寒四五日，身热恶风，胁下满，手足温而渴者，小柴胡去半夏加人参栝楼根主之（正二十九）。太阳证，身体灼热而渴者，为风温，栝楼根汤主之（杂方四十七）。有汗而渴，属阳明，白虎加人参汤主之。虚人、老人，及春秋月，可与竹叶石膏汤（正九十五）。阳明病，但头汗出，小便不利，渴引水浆，身必发黄，宜茵陈汤（正九十三）、小柴胡去半夏加人参栝楼根（正二十九）。伤风寒热，或发热恶风而渴，属少阳。少阳胁下鞕，不大便而呕，舌上白胎而渴，小柴胡去半夏加人参栝楼汤（正二十九）。自利而渴，属少阴。伤寒热入于脏，流于少阴之经，少阴主肾，肾恶燥，故渴而引饮，少阴下利，咳而呕渴，猪苓汤主之（正六十七）。下利欲饮水者，以有热也，白头翁汤主之（正方一百八）。切戒：太阳证，无汗而渴者，不可与白虎汤。仲景云：渴欲饮水，无表证者，白虎加人参汤。脉浮发热无汗，是表未解也，不可与白虎汤，薏苡小青龙去半夏加栝楼也（正方三十六）。伤寒四五日，身热恶风，胁下满，手足温而渴者，小柴胡去半夏加人参栝楼也（正二十九）。阳明证，汗多而渴者，不可与猪苓汤[1]。汗多胃中燥，猪苓汤[2]复利其小便故也，薏苡竹叶汤可与之。仲景云：阳明病，发作有时，汗出多者，急下也。太阳病渴，终不可与白虎耶？太阳证，得汗后，脉洪大而渴者，方可与之也。阳明病渴，终不可与猪苓耶？阳明证，小便不利，汗少，脉浮而渴者，方可与之。此皆仲景之妙法也。仲景猪苓汤证亦云：脉浮发热，渴欲饮水，小便不利者，猪苓汤主之（正六十七）。

凡病，非大渴，不可与水；若小渴咽干者，只小呷滋润之，令胃中和。若大渴烦躁甚，能饮一斗者，与五升饮之。若全不与，则干燥无由作汗，发喘而死。常见人因渴饮水得汗，小渴遂剧，饮之致停饮，心下满结，喘死者甚众，当以五苓散（正六十六），或陷胸丸（正三十九）与之。《金匮要略》云：得时气至五六日，而渴欲饮水不能多，不当与也。何者？以腹中热尚少，不能消之，便更为人作病矣。至七八日大渴欲饮水，犹当依证与之，常令不足，勿极意也。凡人但见仲景云，得病反能饮水，此为欲愈，遂小渴者，乃强饮之，因成其祸，不可胜数。大抵伤寒水气，皆因饮水过多所致，水停心下，气上乘心，则为悸为喘；结于胸胁，则为水结胸；胃中虚冷，则为呕为哕；冷气相薄，则为噎；上迫于肺，则为咳；渍入肠中，则为利；邪热所薄，畜于下

① 猪苓汤：三字原作“五苓散”，据《伤寒论》改。

② 汤：原脱，据《伤寒论》补。

焦，则为小便不利，小腹满，或里急；溢于皮肤，则为肿。若阳毒倍常躁盛，大渴者，黑奴丸主之（杂方二十）。中暑伏热深，累取不差，其人发渴不已，酒蒸黄连丸主之（杂七十九）。

［七十三］问鼻衄

伤寒太阳证，衄血者乃解，盖阳气重故也。仲景所谓阳盛则衄，若脉浮紧无汗，服麻黄汤（正方二十）不中病，其人发烦目瞑，剧者必衄，小衄而脉尚浮紧者，宜再与麻黄汤也。衄后脉已微者，不可行麻黄汤也。若脉浮自汗，服桂枝汤（正一）不中病，桂枝证尚在，必头疼甚，而致衄，小衄而脉尚浮者，宜再与桂枝也。衄后脉已微者，不可行桂枝汤也。大抵伤寒衄血，不可发汗者，为脉微故也。治法，衄家不可发汗，汗出额上陷，脉紧急，直视不能瞬，不得眠。然而无汗而衄，脉尚浮紧者，须再与麻黄汤；有汗而衄，脉尚浮缓者，须再与桂枝汤。脉已微者，黄芩芍药汤（杂七十八）、犀角地黄汤（杂八十六）。衄血不止者，茅花汤（杂方八十）。若衄而渴，心烦，饮则吐水，先服五苓散（正方六六），次服竹叶汤（正九十五）。

又问：阴证有衄血者乎？阴证自无热，何缘有衄。若少阴病，但厥无汗，强发之，必动血，未知从何道出，或从口鼻，或从耳目，是谓下厥上竭，为难治。

［七十四］问腹满身重，难以转侧，口中不仁，面垢谵语，遗尿。

此三阳经合病也，白虎汤主之（正六十四）。不可发汗，汗之则谵语；下之则额上生汗，手足逆冷。若自汗者，白虎加人参也（正六十五）。又第二问论合病。

卷之十

此一卷首论结胸与痞。盖病发于阳，下之早，即为结胸；发于阴，下之早，即为痞。然结胸与痞相似，但以痛不痛为异耳。心下满而硬痛者，为结胸；但按之满不痛者，为痞。医家不审，一有差互，立致危殆。结胸属陷胸证，痞属泻心证，其详各于逐问备论之矣。

［七十五］问心下紧满，按之石硬而痛

此名结胸也。伤寒本无结胸，应身热下之早，热气乘虚而入，痞结不散，便成结胸。若已误转了，初未成结胸者，急频与理中汤服（正七十四），自然解了，更不作结胸。盖理中治中焦故也。此古人亦说不到，后人因消息得之。若大段转损，有厥证者，兼与四逆汤（正七十五）便安。胃中虽和，伤寒未退者，即候日数足，可下，却以承气再下之（正四十二），盖前来下得未是故也。其证心下紧满，按之石硬而痛，项强如柔痓状。发热汗出，不恶寒，名曰柔痓。其脉寸口浮，关尺皆沉，或沉紧，名曰结胸也。治结胸大率当下，仲景云：下之则和。然脉浮与大，皆不可下；下之则死，尚宜发汗也。仲景云：结胸脉浮者，不可下，只可用小陷胸汤

(正方四十)。大抵脉浮是尚有表证，兼以小柴胡汤等(正二十九)先发表，表证罢，方用下结胸药，便安。

西晋崔行功云：伤寒结胸欲绝，心膈高起，手不得近，用大陷胸汤(正三十八)。皆不差者，此是下后虚，逆气已不理，而毒复上攻，气毒相薄，结于胸中，当用枳实理中丸(杂八十一)，先理其气，次疗诸疾，古今用之如神，应手而愈。

然结胸有三种：有大结胸，不按而痛，胸连脐腹坚硬，为大结胸，大陷胸丸主之(正三十九)。有小结胸，按之心下痛，为小结胸，小陷胸汤主之(正四十)。有水结在胸胁间，亦名结胸。头微汗出，但结胸，无大热，此水结在胸胁证，小半夏加茯苓汤(杂八十二)、小柴胡去枣加牡蛎主之(正二十九)。

又有寒热二证：有热实结胸，胸中烦躁，心内懊侬，舌上燥渴，脉沉滑者，皆热证也，大陷胸汤主之(正三十八)。有寒实结胸。寒实结胸，无热证者，三物白散(正八十八)、枳实理中丸主之(杂方八十一)。近世治结胸，多行金针丸，用硫黄、阳起石者。若寒实结胸，行之或有差者；若热实结胸，行之必死也。

又问：大陷胸汤与大陷胸丸如何？大陷胸用甘遂太峻，不可轻用，须量虚实轻重，不得已，即大陷胸丸最稳。

又问：圣饼子灸脐中如何？此尤不可用也。

又云：脏结无阳证，不往来寒热，其人反静，舌上胎滑者，不可攻也。二者，病人胁下旧有痞，连在脐傍，痛引小腹，入阴筋者，亦名脏结，死不治。

又问：脏结者，何也？脏结者死。仲景无治法。大抵脏结，其证如结胸状，饮食如故，时时下利，阳脉浮，关脉小细沉紧，名曰脏结。舌上白胎滑者，难治也。

［七十六］问心下满而不痛

此名痞也。伤寒本无痞，应身冷，医反下之，遂成痞，枳实理中丸（杂八十一）最良。仲景治痞气诸汤中，有生姜泻心汤（正六十三）、半夏泻心汤（正六十一），此二方平和，宜常用之。仲景云：满而不痛者为痞，柴胡不中与也，半夏泻心汤主之。此汤药味，盖本理中人参黄芩汤方也。审知是痞，先用桔梗枳壳汤尤妙（杂八十三）。缘桔梗枳壳，行气下膈，先用之，无不验也。结胸与痞，关脉须皆沉。

若关脉浮者，大黄黄连黄芩泻心汤（正方五九）主之。关浮则结热，三黄以泻肝。

若复恶寒汗出者，附子泻心汤（正方六十）主之。

病人心下痞，与泻心汤，痞不解，发渴，口燥烦，小便不利者，五苓散（正六十六）主之。汗出表解而胃中不和，心下痞鞕，干噫食臭，胁下有水气，腹中雷鸣，下利者，生姜泻心汤主之（正六十三）。

下利日数十行，谷不化，腹中雷鸣，心下痞鞕而满，此以医下之也。若复下之，其痞益甚，甘草泻心汤主之（正六十二）。盖此非结热，以胃中虚，客气上逆，故使鞕也。

下利而心下痞，服生姜泻心汤、甘草泻心汤，利不止者，当治其下焦，赤石脂禹余粮汤主之（正一百九）。盖生姜泻心、甘草泻心，皆治中焦，此利在下焦。若只治中焦，则利益甚耳。服赤石脂禹余粮汤，利复不止，当利其小便，五苓散主之。

凡痞，服泻心汤不愈，然后可用陷胸丸（正三十九）下之。不可用陷胸汤，盖太猛，只用陷胸丸。

大抵结胸与痞，皆应下，然表未解者，不可攻也。仲景云：当先解表，表解，乃可攻痞。解表宜桂枝汤（正方一），攻痞宜大黄黄连泻心汤（正五十九）。外证未解，心下妨闷者，非痞也，谓之支结，柴胡桂枝汤主之（正三十一）。胸胁满微结，小柴胡汤加干姜牡蛎汤主之（正二十九）。

若太阳证未除而数下之，遂协热而利，利不止，心下痞鞕，表里不解者，桂枝人参汤主之（正方十六）。十枣汤（正八十九）、大柴胡汤（正三十），皆治心下痞，此方尤难用，须是表证罢，不恶寒，身凉，其人漐漐汗出，发作有时，头疼，心下痞鞕满，引胁下疼①，干呕短气者，乃可行十枣汤。表未解者，慎不可用也。大柴胡汤治伤寒发热，汗出不解，心下痞鞕，呕吐而下利者，非大柴胡汤不可也（正方三十）。

---

① 痛：原脱，据《伤寒论》补。

若发汗、吐、下后，心下痞鞕，噫气不除者，旋复代赭汤主之（正方百十）。

有旋复代赭汤证，其人或咳逆气虚者，先服四逆汤（正七十五）；胃寒者，先服理中丸（正七十四），次服旋复代赭汤为良。旋覆花代赭汤是解后心下痞鞕证。

［七十七］问呕者（干呕附）

无阳则厥，无阴则呕。呕者，足阳明胃之经。足阳明之气下行，今厥而上行，故为气逆，气逆则呕。仲景云：呕多，虽不大便，不可下，可与小柴胡汤（正二十九），上焦得通，津液得下，胃气因和，浃然汗出而解。大抵呕证不一，各有治法。要之，小柴胡汤，尤相主当耳。与小柴胡汤，胸胁满而呕，日晡发潮热者，可小柴胡汤加芒硝也（正方三十四）。若呕不止，心下急，郁郁微烦者，与大柴胡汤也（正方三十）。大便秘者，方加大黄。大柴胡治呕最妙，为内有枳实故也。枳实去秽压虚气，须是去大黄。仲景云：呕多虽有阳明，慎不可下。官局桔梗汤最良，亦用枳实耳。方具第十七卷中。古人治呕，多用半夏、生姜。孙真人云：生姜是呕家圣药，仲景治呕皆用之。太阳与阳明合病，必下利。若不利，但呕者，葛根加半夏生姜汤主之（正二十七）。胸中有热，胃中有邪气，腹痛欲呕者，黄连汤主之（正八十三）。太阳与少阳合病而自利，若呕者，黄芩加半夏生姜汤主之（正八十六）。《金匮》诸呕吐谷不得下者，小半夏汤、小半夏加茯苓汤（杂八十二）、小半夏加橘皮汤，皆可选用也。呕而发热者，小柴胡汤主之（正二十九）。呕而发渴者，猪苓汤主之（正六十七）。先呕却渴者，此为欲解，急与之水。先渴却呕者，为水停心下，此属饮家。仲景云：本渴，饮水而呕者，柴胡不中与也。宜治膈间有水，赤茯苓汤主之（杂八十四）。若少阴证而呕者，真武汤去附子加生姜也（正一百五）。若汗、若吐、若下后，虚烦不得眠，若呕者，栀子生姜汤（正四十七）主之。伤寒差后呕者，有余热在胃脘，竹叶汤加生姜主之（正九十五）。

又问：有干呕者，何也？大凡呕者，饮食不下；干呕者，今人所谓啘也。或因汗出，或因有水，或因下利，脾胃有热，故使干呕，官局中桔梗汤最佳（杂方一百二十一）。仲景治法，汗自出，干呕者，桂枝证也（正方一）；表不解，心下有水气，干呕发热者，小青龙也（正三十六）；身凉汗出，两胁痛，或干呕者，十枣汤也（正八十九）；少阴下利，脉微，与白通汤（正方九十八）；利不止，厥逆无脉，干呕烦者，白通加猪胆汁汤也（正九十八）。少阴下利，里寒外热，脉微欲绝，或干呕者，通脉四逆汤也（正八十一）。干呕，吐涎沫，头痛者，吴茱萸汤也（正方一百）。《伤寒论》云：食谷欲呕属阳明也，吴茱萸汤主之。得汤反剧者，属上焦也。仲景无治法。大抵吴茱萸汤治少阴证也，谷入胃而呕属阳明，宜与小柴胡汤（正二十九）。若病人直患呕吐，而复脚弱，或疼，乃是脚气，当作脚气治之。法在

第七卷五十四问。

［七十八］问　吐

吐有冷热二证。寸口脉数，手心热，烦渴而吐，以有热在胃脘，五苓散主之（正六十六）。伤寒有表证，渴欲饮水也，水入口即吐者，名曰水逆，由心经受热，而小肠不利故也，宜服五苓散。发汗后，水药不得入口为逆，若更发汗，必吐下不止，小半夏加茯苓汤、大半夏加橘皮汤主之。曾经汗下，关脉迟，胃中虚冷而吐，干姜黄芩黄连人参汤主之（正方一百七）。寒多不饮水而吐者，理中汤去术加生姜主之（正七十四）。少阴病，饮食入口则吐，心中温温欲吐，复不能吐，始得之，手足寒，脉弦迟者，此胸中实，不可下也，当吐之。若膈上有寒饮，干呕者，不可吐也，当温之，宜四逆汤（正方七五）。吐利，手足逆冷，烦躁甚者，吴茱萸汤主之（正方一百）。若伤寒解后，虚羸少气，气逆欲吐，竹叶石膏汤主之（正方九十五）。

［七十九］问呕吐而利

呕吐而下利。有两证。仲景云：伤寒发热，汗出不解，心中痞鞕，呕吐而下利者，大柴胡汤下之（正方三十）。又有霍乱证，霍乱呕吐而利，热多而渴者，五苓散（正方六十六）；寒多不饮水者，理中丸（正七十四）。或有寒，腹满痛，或四支拘急，下利，脚转筋，理中汤加附子一枚生用，并粗末作汤服之（正方七十四）。吐利汗出，发热恶寒，四支拘急，手足厥冷者，四逆汤主之（正七十五）。少阴病吐利，手足逆冷，烦躁欲死，吴茱萸汤主之（正方一百）。吐利止而身体痛不休者，当消息和解其外，宜桂枝汤（正方一）。仲景大柴胡一证云：伤寒发热，汗出不解，心中痞，呕吐而下利者，大柴胡主之，即非霍乱也。吐利已，汗出而厥，四支拘急不解，脉微欲绝者，通脉四逆加猪胆汤（正八十二）。若夏月中暑霍乱，上吐下利，心腹撮痛，大渴烦躁，四支逆冷，冷汗自出，两脚转筋，宜服香薷散（杂八十五），须井中沉令极冷，顿服之乃效。香薷散，夏月预宜合下，以备此证。其他药不能救，仍须极冷并服之。

［八十］问咳嗽

伤寒咳嗽有两证。有太阳证咳嗽，小青龙（正三十六）、小柴胡也（正二十九）；有少阴证咳嗽，真武汤（正一百五）、四逆散（正七十六）、猪苓汤也（正六十七）。大抵热在上焦，其人必饮水，水停心下，则肺为之浮，肺主于咳，水气乘之，故咳而微喘。

仲景云：伤寒表不解，心下有水，干呕，发热而咳，小青龙汤主之。小便不利，小腹满者，去麻黄，加茯苓。往来寒热，胸胁满痛，或咳者，小柴胡汤主之。

小柴胡去人参、大枣，加五味子、干姜。若少阴证咳嗽，四肢沉重疼痛，小便不利，自下利而咳，真武汤主之。真武汤加五味子、干姜。大抵伤寒水气，皆因饮水过多。古人治水气而咳者，病在阳则小青龙汤主之，病在阴则真武汤主之。四支厥逆，腹中痛，或泄利而咳，四逆散主之。四逆散加五味子、干姜。下利六七日，咳而呕渴，心烦不得眠，猪苓汤主之（正六十七）。《古今录验》橘皮汤治嗽佳（杂方一百二十四）。

［八十一］问咽喉痛

咽喉痛有阴阳二证。脉浮数，面赤斑斑如锦文，咽喉痛，唾脓血者，此阳毒也。在第四卷中二十一问。脉沉迟，手足厥冷，或吐利而咽中痛，此少阴证也。《病源》云：此为下部脉都不至，阴阳隔绝，邪客于足少阴之络，毒气上冲，故咽喉不利，或痛而生疮也。伤寒，脉阴阳俱紧，反汗出者，亡阳也，此属少阴，法当咽痛而复吐利，此候汗、下、熏、熨俱不可。汗出者，藁本粉敷之；咽喉痛者，甘草汤（正五十四）、桔梗汤（正方百二）、猪肤汤（正方一百一）、半夏散（正方一百三）、通脉四逆去芍药加桔梗汤（正方八十一）、麻黄升麻汤（正二十五），可选而用之。

又有伏气之病，谓非时有暴寒中人，伏气于少阴经，始不觉病，旬月乃发，脉微弱，法先咽痛，似伤寒，非喉痹之病，次必下利，始用半夏桂甘汤（杂五十三），次四逆散主之（正七十六）。此病只一二日便差，古方谓之肾伤寒也。

［八十二］问口燥咽干

脾脏有热，则津液枯少，故令口燥而舌干。仲景云：伤寒无大热，口燥渴而烦，背微寒者，白虎汤加人参也（正六十五）。又云：阳明病，渴欲饮水，口干舌燥者，白虎加人参汤主之。

若咽干者，慎不可发汗；发汗则重亡津液。少阳证，口苦咽干者，小柴胡主之（正二十九）。少阴证，口燥咽干者，急下之。病人默默欲眠，目不能开，起居不安，其声嗄，或咽干者，当作狐惑治之。狐惑证在第十一卷九十九问。

［八十三］问病人但漱水不欲咽

阳明证，头疼身热，口燥，但漱水不欲[1]咽者，必衄也。若病人无表证，不发寒热，胸腹满，唇燥，但欲漱水不欲咽者，此为有瘀血，必发狂也。轻者犀角地黄汤（杂八六），甚者抵当汤（正九十一）。

① 欲：下原衍“人”字，据《伤寒论》及上下文例删。

［八十四］问不欲眠

太阳证，发汗，大汗出，胃中干，烦躁不得眠，欲饮水者，当少少与之，胃中和即愈。若脉浮，小便不利，发渴者，五苓散（正六十六）主之。下后复发汗，昼日烦躁不得眠，夜而安静，不呕不渴，无表证，脉沉微，身无大热者，干姜附子汤主之（正七十三）。若发汗，若吐，若下后，虚烦不得眠，剧则反复颠倒，心中懊侬者，宜栀子豉汤（正四十五）吐之。栀子豉汤一盏半为一剂，分再服，一服得吐，止后服。伤寒大热，干呕，呻吟错语，不得眠，黄连解毒汤主之（杂八十七）。伤寒吐下后，心烦乏气，昼夜不得眠，酸枣汤主之（杂八十八）。少阴病，得之二三日已上，心中烦，不得眠，黄连阿胶汤主之（杂一百四）。若少阴病，下利而渴，不得眠，猪苓汤主之（正六十七）。

又问：伤寒差后不得眠，何也？盖热气与诸阳相并，阴气未复，所以病后仍不得睡也，栀子乌梅汤主之（杂八十九）。

［八十五］问多眠

多眠有四证：有风温证，有小柴胡证，有少阴证，有狐惑证。

病人尺寸脉俱浮，头疼身热，常自汗出，体重，其息必喘，四支不收，默默但欲眠者，风温证也。风温不可发汗，宜萎蕤汤（杂四十五）。在第六卷中第四十五问。病人脉浮，头项强痛而恶寒者，太阳证也。十日已去，脉浮细而嗜卧者，外已解也；设胸满胁痛者，与小柴胡汤（正二十九）；脉但浮者，麻黄汤主之（正二十）。病人尺寸脉俱沉细，但欲寐者，少阴证也，急作四逆汤（正七十五）复其阳，不可缓也。若状如伤寒，四支沉重，忽忽喜眠，须看上下唇。上唇有疮，虫蚀五脏；下唇有疮，虫蚀下部，当作狐惑治之。在第十一卷中第九十九问。

［八十六］问身凉汗出，两胁疼痛，或干呕

此十枣汤证也。仲景云：太阳中风，下利呕逆，表解者，乃可攻之。其人漐漐汗出，发作有时，头痛，心中痞鞕满，引胁下痛，干呕短气，汗出不恶寒者，此表解里未和也，十枣汤主之（正八十九）。

大抵胁下痛者，此为有饮，须分表里。干呕微利，发热而咳，为表有水，小青龙汤加荛花主之（正三十六）；身体凉，表证罢，干呕而胁下痛，为里有水，十枣汤主之。十枣汤非小青龙汤之比，须量人虚实，不可妄投。

卷之十一

此一卷首论咳逆。伤寒咳逆，此证极恶，仲景经中不载。孙真人云：咳逆，遍寻方论，无此名称，深穷其状，咳逆者，哕逆之名。盖古人以咳逆为哕耳。大抵咳逆者，古人所谓哕是也；啘者，今人所谓干呕是也。

［八十七］问咳逆

咳逆者，仲景所谓哕者是也（乙芮切，逆气）。哕，胃寒所生。伤寒本虚，攻其热必哕。又云：伤寒，大吐下之，极虚，复发汗者，其人外怫郁，复与之水，以发其汗，因得哕，所以然者，胃中寒故也，橘皮干姜汤（杂方九十）、羌活附子散（杂九一）、半夏生姜汤（杂九十二）、退阴散主之（杂方十四）。若服药不差者，灸之必愈。其法：妇人屈乳头向下尽处骨间灸三壮。丈夫及乳小者，以一指为率，正以男左女右，艾炷如小豆许，与乳相直间陷中动脉处是。然亦有阳证咳逆者，小柴胡汤（正二十九）、橘皮竹茹汤（杂方五）。仲景又云：伤寒哕而腹满，视其前后，知何部不利，利之即愈。仲景无方，前部宜猪苓汤（正六十七），后部宜调胃承气汤（正四十三）。

扁鹊《中藏经》治伤寒咳逆丁香散：丁香、柿蒂各一分，甘草、良姜各半钱，沸汤点作一服，乘热猛吃，极效。

《三因》第十一卷又有竹茹汤等方，亦丁香散方。竹茹汤，治阳证也。

《本事方》第八卷治伤寒候咳逆，豆蔻汤治阴证咳逆，丁香、茴香、肉豆蔻等药。若阳证不可用。

凡咳逆，多有先热而吃生冷，或凉药多，相激而成。盖阴阳二气相搏，林人之仆，本发大热，以凉药下之，想太甚，咳逆四五日，竟至于服丁香、柿蒂而后却，再以小柴胡之属解其余热，遂愈，下后盖有身热不解。

治伤寒咳逆后二方，出抚州华盖山周先生惟一《备急方》、《救急方》，香附子、橘核各半两，细锉，用酒半盏，先将药在石银器内炒，渐渐滴酒炒药焦黄色，研细末。每二钱，水一小盏，煎至八分，细细旋呷服。

一方，单用香附子末。

又方，大蒜头二个，煨动研爆，入白姜末，丸得为度，研和，如梧桐子大。捣薤菜自然汁，吞下二十丸。病退，再服一十五丸。

［八十八］问发黄

病人寒湿在里不散，热畜于脾胃，腠理不开，瘀热与宿谷相薄，郁蒸不消化，故发黄。汉赞南方暑湿近夏瘅热。盖瘅者，黄也。古人以黄为瘅，湿热相薄，民多病瘅，甚为跗，肿也。然发黄与瘀血，外证及脉俱相似，但小便不利为黄，小便自利为瘀血。要之，发黄之人，心脾蕴积，发热引饮，脉必浮滑而紧数；若瘀血证，即如狂，大便必黑，此为异耳。凡病人身体发热，头面汗出，身无汗，剂颈而止，渴引水浆，小便不利，如此必发黄，茵陈蒿汤（正九十三）加五苓散（正六十六）也。茵陈蒿汤十分、五苓散五分，二件拌和。每服一钱，温水调下，日三服。病人服汤，得小便利如皂荚汁赤，一宿腹减，则黄从小便中出也。古人云：治湿不利小便，非其治也。大抵发黄者，瘀热在里，由小便不利而致之也。栀子柏皮汤（正方五十）、麻黄连翘赤小豆汤（正二十四），可选而用之。又方，伤寒欲发黄者，急用瓜蒂末口含水搐一字许，入鼻中，出黄水甚验。即用茵陈蒿汤调五苓散服之最良。

又问：白虎证亦身热，烦渴引饮，小便不利，何以不发黄？答曰：白虎与发黄证相近。遍身汗出，此为热越，白虎证也；头面汗出，颈以下都无汗，发黄证也。

又问：太阳病，一身尽痛，发热，身如熏黄者何？太阳中湿也。仲景云：伤寒发汗已，身目为黄，所以然者，以寒湿在里不解故也，以为不可下也，于寒湿中求之。第八卷六十九问。

又问：病人脉弦浮大而短气，腹都满，胁下及心痛，久按之气不通，鼻干不得汗，嗜卧，一身及目悉黄，小便难，有潮热，时时咳嗽者，何也？少阳中风也，小柴胡汤主之（正方二十九）。

［八十九］问发狂

发狂有二证：阳毒发狂，畜血如狂。其外证与脉皆不同。病人烦躁，狂走妄言，面赤咽痛，脉实潮热，独语如见鬼状，此阳毒也；治药方在二十一问。病人无表证，不发寒热，唇燥，但欲漱水不欲入咽，其脉微而沉，小腹硬满，小便反利，大便必黑，身黄发狂，此血证谛也。病人如热状，烦满口燥，其脉反无热，此为阴伏，其血证审矣。仲景云：太阳病不解，热结膀胱，其人如狂，其血自下者愈；若外不解者，尚未可攻，当先解其表，宜桂枝汤（正方一）。外已解，但小腹急结者，乃可攻之，属桃仁承气汤主之（正四十四）。大抵伤寒当汗不汗，热畜在里，热化为血，其人喜忘而如狂，血上逆则喜忘，血下畜则内争，甚者抵当汤（正九十一）、抵当丸（正方九十）；轻者桃仁承气汤（正四十四）、犀角地黄汤（杂八十六），须取尽黑物为效。夫血热畜在膀胱经，若用抵当汤，更须仔细审其有无表证。若有畜血证，而外不解，亦未可便用抵当汤，先用桂枝汤以解其外，缘热在膀胱太阳经故也。

又有火邪发惊狂者，医以火于卧床下，或周身用火迫劫汗出，或熨而成火邪，其人亡阳，烦躁惊狂，卧起不安，桂枝去芍药加蜀漆牡蛎龙骨救逆汤（正方十）、桂枝甘草龙骨牡蛎汤（正方十四）主之。凡灸及烧针后，证似火劫者，并用劫法治之，《金匮》风引汤尤良，柴胡加龙骨牡蛎汤更捷（正三十三）。

［九十］问发斑

发斑有两证。温病发斑，热病发斑。温毒发斑者，冬月触冒寒毒，至春始发，或已汗下，表证未除，毒气未解，故发斑，黑膏主之（杂九十三）。或冬月温暖，人感乖戾之气，至春初为积寒所折，毒气未得泄，迨天气暄暖，温毒始发，肌肉斑烂，瘾疹如锦纹而咳，心闷，呕清汁，葛根橘皮汤（杂九十四）屡用之验，黄连橘皮汤亦佳（杂百二十五）。广州褚倅子，斑如坏梨靥。热病发斑者，与时气发斑同。或未汗下，或已汗下，热毒不散，表虚里实，热毒乘虚出于皮肤，遂发斑疮瘾疹如锦纹，俗呼疮麸，《素问》谓之胗。发斑者，下之太早，热气乘虚故也；下之太迟，热留胃中，亦发斑。服热药过多亦发斑。微者赤斑出，五死一生；剧者黑斑出，十死一生。大抵发斑不可用表药，表虚里实，若发汗开泄，更增斑烂也，皆当用化斑汤（杂百二十）、玄参升麻汤（杂九十五）、阿胶大青汤（杂九十六）、猪胆栀子汤（杂四十四），或与紫雪大妙。可下者，与调胃承气汤（正四十三）。暑月阳气重者，常宜体候，才有赤点如蚊蚤咬，却急治之。

又有阳毒发斑，见十九问、二十一问，宜参酌之。

［九十一］问谵语

病人有谵语、有郑声二证。郑声为虚，当用温药，白通汤主之（正九十七）；谵语为实，当须调胃承气汤主之（正四十三）。服调胃承气而谵语止，或更衣者，停后服，不尔再与之。仲景云：实则谵语，虚则郑声。郑重也，重语也，世多不别。然谵语郑声，亦相似难辨，须更用外证与脉别之。若大小便利，手足冷，脉微细者，必郑声也；大便秘，小便赤，手足温，脉洪数者，必谵语也。以此相参，然后用药万全矣。大抵伤寒不应发汗即谵语。仲景云：伤寒四五日，脉沉而喘满，沉为在里，反发其汗，津液越出，大便为难，表虚里实，实则谵语。谵语属胃，和中则愈。不和则烦而躁，宜调胃承气汤。然亦有三阳合病谵语者，三阳合病，腹满身重，难以转侧，口中不仁，面垢，谵语遗溺，其脉必滑实，不可汗下，宜白虎汤（正六十四）。有胃实谵语者，病人身热汗出，大便硬，为胃实，宜调胃承气汤（正四十三）、大承气（正四十一），《外台》承气汤无芒硝，尤稳。或发汗多，亡阳谵语者，仲景云：发汗多，亡阳谵语者，不可下，此为津液不和，与柴胡桂枝汤（正三十一）和其荣卫，以通津液，后自愈。恐人作燥屎攻之，慎不可攻也。有下利谵语者，下利谵语，有燥屎也，调胃承气汤（正方四十三）、小承气汤主之（正四十二）。有下后谵语者，伤寒八九日，下之，胸满烦惊，小便不利，谵语身重，不可转侧者，柴胡加龙骨牡蛎汤（正三十三）。有妇人热入血室谵语者，妇人伤寒发热，经水适来，昼日明了，暮则谵语，如见鬼状者，此为热入血室，无犯胃气，及上二焦，速用小柴胡汤主之（正二十九）。若行汤迟，热入胃，令津燥，中焦上焦不荣，成血结胸状，须当针期门也。妇人中风，发热恶寒，经水适来，入血室也，当刺期门，随其实而取之，已上二焦，热结在期门也。若犯胃气，昼夜谵语，喜忘，小腹满，小便利，属抵当汤证中（正九十一）。

又问：仲景云：无犯胃气，何也？答曰：热因经水适来，乘虚入室，故血室有热，遂令谵语，当以小柴胡解之（正二十九）。即与胃实谵语不同。胃实有燥粪，故宜调胃承气汤下之（正四十三）。若血实有热谵语，非胃家实，仲景恐人作胃实攻之，故曰无犯胃气也。大抵谵语是热属阳，而反见阴证者逆。

［九十二］问吐血

伤寒吐血，由诸阳受邪热，初在表，应发汗而不发汗，热毒入深，结于五脏，内有瘀积，故吐血也。瘀血甚者，抵当丸（正方九十）；轻者，桃仁承气汤（正四十四）；兼服犀角地黄汤（杂八十六）、三黄丸（杂九十八）。

［九十三］问腹痛（腹胀满附）

本太阳病，医反下之，因尔腹满时痛，是有表，复有里，仲景所以用桂枝加芍药汤主之（正方十二）；痛甚者，加大黄（正方十三）。桂枝加芍药，即是小建中也。太阴脉弱自利，设当行大黄、芍药者，宜减之，其人胃虚，阳气易动故也。下利者，先煎芍药十余沸。《难经》云：痛为实，大抵痛宜下。仲景云：发汗不解，腹满痛者，急下之，宜大承气汤（正四十一）。又曰：腹中满痛，此为实，当下之，属大柴胡汤（正方三十）。腹痛有二证：有热痛，有冷痛。尺脉弦，肠鸣泄利而痛者，冷痛也，小建中汤主之（正三十七）。仲景云：阳脉涩，阴脉弦，法当腹中急痛，先与小建中汤；不差者，与小柴胡汤。小柴胡去黄芩加芍药（正方二十九）。阴证腹痛，即四逆散（正七十六）、通脉四逆加芍药汤（正八十一）。腹痛小便不利者，真武汤（正一百五）。关脉实，腹满，大便秘，按之而痛者，实痛也，桂枝加大黄汤（正方十三）、黄连汤（正八十三）、大承气汤主之（正四十一）。

又问：腹胀满者，何也？阴阳不和也，桔梗半夏汤最良（杂九十九）。仲景论太阳证，发汗后，腹胀满者[1]，厚朴生姜半夏甘草人参汤（正五十八）；下后心烦

① 者：原误作“也”，据《伤寒论》改。

腹满，卧起不安者，栀子厚朴汤（正四十八）；吐后腹胀满者，与调胃承气汤（正四十三）。少阴病六七日，腹胀，不大便者，急下之，宜承气汤（正四十三）。

［九十四］问烦躁

伤寒烦躁，太阳与少阴经为多。盖太阳与少阴为表里。阳明经或因不大便，中有燥屎，故烦躁耳。仲景云：病人不大便五六日，绕脐痛，烦躁，发作有时者，此有燥屎也，宜承气汤。大抵得病二三日，脉弱，无太阳柴胡证，烦躁，心下硬，小便利，屎定硬，以小承气汤（正四十二）少少与，微利之。然有病已差，尚微烦，必大便硬，当问其小便日几行，若小便少，津液当还入胃，不须攻也。大抵阴气少，阳气胜，则热而烦，故太阳经伤风多烦而躁也。仲景云：太阳伤风，服桂枝汤（正一），烦不解，先刺风池、风府，却与桂枝汤。又云：太阳伤风，脉浮紧，发热恶寒，身疼痛，无汗而烦躁者，大青龙汤主之（正三十五）。又云：伤寒二三日，心中悸而烦者，小建中汤主之（正三十七）。又云：伤风发热，六七日不解而烦，有表里证，渴欲饮水，水入则吐，五苓散主之（正六十六）。又云：伤寒得病，无热，但狂言，烦躁不安，精气不与人相当，但与五苓散二大钱服之，当与新汲井水饮一升许，即以指刺喉去之，随手愈。然而太阳证，自汗心烦，若小便数者，又不可用桂枝表也。阳虚阴盛，亦发烦躁，阳气弱，为阴所乘而躁，故少阴病亦烦躁。少阴病二三日已上，心烦不得卧，黄连阿胶汤主之（正八十四）。少阴病，吐利，手足逆冷，烦躁欲死者，吴茱萸汤主之（正方一百）。少阴病，下利咽痛，胸痛心烦者，猪肤汤主之（正一百一）。少阴下利，六七日，咳而呕渴，烦不得眠，猪苓汤主之（正六十七）。少阴病，恶寒而踡，时时自烦，欲去衣被，大柴胡汤下之（正方三十）。学者当以外证与脉别之。寸关浮数，身热而烦者，属太阳也；尺寸俱沉，手足厥逆，自利而烦者，属少阴也。然有汗之而烦者，仲景云：太阳病发汗后，大汗出，胃中干，烦躁不得眠，欲得饮水者，少少与之，令胃中和则愈；若脉浮，小便不利，微热稍渴，五苓散主之（正方六十六）。有下之而烦者，仲景云：下之后，发汗，昼日烦躁不得眠，夜而安静，不呕不渴，无表证，脉沉微者，干姜附子汤主之（正七十三）。又云：发汗、吐、下后，虚烦不得眠，心中懊憹者，栀子豉汤主之（正四十五）。发汗，若下之，病仍未解，烦躁者，茯苓四逆汤主之（正方七十八）。又有病已解而反微烦者，此由病新差，不胜谷，损谷则愈。先用小柴胡汤（正二十九）和其荣卫，以通津液，得屎而解；小柴胡不中，然后以调胃承气汤（正方四十三）。

［九十五］问下利者

伤寒下利多种，须辨识阴阳，勿令差互。三阳下利

则身热，太阴下利手足温，少阴、厥阴下利身不热，以此别之。大抵下利挟太阳脉证，便不得用温药。俗医但见下利，便作阴证，用温热药，鲜不发黄生斑而死也。太阳阳明合病，必下利，葛根汤（正二十六）主之。下利而头疼腰痛，肌热，目疼鼻干，其脉浮大而长者，是其证也。太阳少阳合病，自下利，黄芩汤主之（正八十五）；若呕者，黄芩汤加半夏生姜也（正八六）。下利而头疼胸满，或口苦咽干，或往来寒热而呕，其脉浮大而弦者，是其证也。阳明少阳合病，必下利，其脉不负者，顺也；负者，失也。互相克贼，名为负也。下利而身热胸胁痛满，干呕，或往来寒热，其脉长大而弦者，是其证也。盖阳明者土，其脉长大；少阳者木，其脉弦。若合病，土被木贼，更下利，为胃已困。若脉不弦者，顺也，为土不负。负者死。自利不渴，属太阴，四逆汤（正七十五）、理中汤主之（正七十四）。自利而渴，属少阴，白通汤（正九十七）、白通加猪胆汤（正九十八）、通脉四逆汤（正八十一）、猪苓汤（正六十七）、真武汤（正一百五）、四逆加人参汤（正七十七），可验证而用之。其余下利，皆因汗下后证也。大抵伤寒下利，须看脉与外证。下利而脉大者，虚也；脉微弱者，为自止。下利日十余行，脉反实者逆；下利脉数而滑者，有宿食也，下之愈；脉迟而滑者，实也，其利未得便止，更宜下之。下利三部脉皆平，按其心下硬者，急下之。协热利者，脐下必热，大便赤黄色，及肠间津汁垢腻。谓之肠垢。寒毒入胃，则脐下必寒，腹胀满，大便或黄白，或青黑，或下利清谷。湿毒气盛，则下利腹痛，大便如脓血，或如烂肉汁也。下利欲饮水者，以有热也；下利谵语者，有燥屎也。寒毒入胃者，四逆汤（正七十五）、理中汤（正七十四）、白通汤加附子（正九十七）、四逆散加薤白（正七十六）主之。协热利者，黄芩汤（正八十五）、白头翁汤（正一百八）、三黄熟艾汤（杂方一百）、薤白汤（杂一百一）、赤石脂丸（杂一百二）。湿毒下脓血者，桃花汤（正九十九）、地榆散（杂一百三）、黄连阿胶汤（杂一百四）。虽然，自利而渴，属少阴，然三阳下利，亦有饮水者，乃有热也。三阴下利宜温之；然少阴自利清水，心下痛，口干燥者，却宜下之，此又不可不知也。少阴泄利下重，不可投热药，先浓煎薤白汤（杂一百）内四逆散。缘四逆散用枳实、芍药之类。又寻常胃中不和，腹中肠鸣下利，生姜泻心汤最妙（正六十三）。此二法不特伤寒证也。

［九十六］问小便不利，小便难

伤寒发汗后，汗出多，亡津液，胃中极干，故小便不利。医见小便不利，往往利之，误矣。《类纂》云：胃中干则无小便，慎不可利。故仲景云：下之后，复发汗，小便不利者，亡津液耳。若伤寒引饮，下焦有热，小便不通，脉浮者，五苓散（正六十六）；脉沉者，猪苓汤也（正六十七）。表不解，心下有水，发热而咳，

小腹满，小便不利者，小青龙汤去麻黄加茯苓也（正三十六）。伤寒无汗，翕翕发热，头项强痛，小便不利者，桂枝汤去桂加茯苓白术也（正方九）。呕而发热，胸胁满，心下怔忪，小便不利者，小柴胡汤去黄芩加茯苓（正二十九）。少阴病，小便不利者，四逆散加茯苓也（正七十六）。伤寒有所不利者，行之，取其渗泄也。有渴而饮停者，有躁而烦渴者，有病气去而水气不得行者；其表里得见，烦躁，口燥欲饮水，水入即吐，病名水逆；及霍乱头痛发热，身疼痛，欲饮水者；有发热汗出，复恶寒，不呕，但心下痞者，并宜五苓散。其脉浮，发热，渴欲饮水，小便不利；少阴病，下利六七日，咳而呕渴，心烦不得眠者，宜与猪苓汤。其大病差后，从腰已下有水气者，牡蛎泽泻散（正九十四）。此利水道渗泄之义也。大抵中湿与发黄，以利小便为先；阳明汗多，以利小便为戒。

又问：小便难，何也？阴虚故也。阴虚者，阳必凑之，为阳所凑也。故小便黄者，中有热也，宜瞿麦滑石之类泻之。太阳病发汗，遂漏不止，其人恶风，小便难，四支微急，难以屈伸者，桂枝加附子汤主之（正方六）。阳明中风，脉弦浮大，短气，腹满，胁下及心痛，鼻干，不得汗，嗜卧身黄，小便难，潮热而哕者，小柴胡加茯苓主之（正二十九）。

[九十七] 问小便自利，小便数

太阳证，下焦有热，小腹必满，应小便不利；而小便反利者，下血证也，抵当汤主之（正九十一）。阳明证，自汗出，应小便少；而小便自利者，津液内竭也，屎虽硬，不可攻也，当用蜜煎导之（正百十二）。少阴证，四逆，而小便自利者，虚寒证也，四逆汤（正七十五）、真武汤去茯苓主之（正一百五）。

又问：小便数者，何也？肾与膀胱俱虚，而有客热乘之也。二经既虚，致受于客热，虚则不能制水，故令数小便；热则水行涩，涩则小便不快，故令数起也。诊其趺阳脉数，胃中热，即消谷引饮，大便必硬，小便即数也。太阳病自汗，四支拘急，难以屈伸，心烦，微恶寒，脚挛急，若小便数者，慎不可行桂枝也，宜与甘草干姜汤（正五十五）、芍药甘草汤也（正五十七）。大抵溲数则大便难。仲景云：趺阳脉浮而涩，浮则胃气强，涩即小便数，浮涩相薄，大便则鞕，其脾为约，麻子仁丸主之（正九十二）。太阳病，若汗、若吐、若下后，微烦，小便数，大便因鞕者，与小承气汤（正四十二）和之愈。

又云：伤寒，脉浮，自汗，小便数，若胃中不和，谵语者，少与调胃承气汤（正四十二）。

［九十八］问有数日不大便，有大便难，有大便硬，有燥屎，有大便溏。

伤寒数日不大便、大便鞕、及有燥屎，皆知用大柴胡（正方三十）、大承气（正四十一）、小承气（正四十二）攻之。然仲景论大便不通，亦有数种不可攻者。在第三卷十五问中详言之矣。

仲景又有阳结阴结之论，不可不别也。其脉浮而数，能食，不大便，此为实，名曰阳结，宜用小柴胡汤（正二十九）。所谓和其荣卫，以通津液，纵不了了，得屎而解也。其脉沉而迟，不能食，身体重，大便反硬，名曰阴结，宜用金液丹。所谓阳盛则促，阴盛则结，促结同也。

又问：大便溏者，何也？古人云：岁火不及，寒乃大行，民病鹜溏。大率病人肠中有寒，即大便鸭溏。盖溏者，胃中冷，水谷不别故也。华佗云：寒即溏，热即垢。仲景说：初硬后溏，有二证：小便不利、小便少，皆水谷不分耳。

［九十九］问病人默默欲眠，目不能闭，起居不安，其声嗄，或咽干（嗄，所讶切，声破也）。

此名狐惑伤寒也。狐惑与湿䘌皆虫证，初得状如伤寒，或因伤寒变成其疾。其候默默欲眠，目不能闭，起居不安，虫蚀其喉为惑，其声嗄；虫食下部为狐，其咽干。狐惑之病，并恶饮食，面目乍赤、乍白、乍黑，是其证也。大抵伤寒病腹内热，入食小，肠胃空虚，三虫行作求食，蚀人五脏，及下部为䘌病。其候齿无色，舌上尽白；甚者唇黑有疮，四支沉重，忽忽喜眠，虫蚀其肛，烂见五脏则死。当数看其上下唇：上唇有疮，虫食其脏也；下唇有疮，虫食其肛也。杀人甚急，多因下利而得，治䘌，桃仁汤（杂一百五）、黄连犀角汤（杂一百六）、雄黄锐散主之（杂一百七）。

［一百］问病人欲食，复不能食；常默默欲卧，复不能卧；欲出行，复不能行；饮食或有美时，或有不□饭时；如强健人，而卧不能行；如有寒，如无寒；如有热，复无热；口苦，小便赤，药入即吐利。

此名百合伤寒也。百脉一宗，悉致其病，无复经络也。其状欲食，复不能食；常默默欲得卧，复不能卧；欲出行，复不能行；饮食或有美时，或有不饮饭时；如强健人，而卧不能行；如有寒，如无寒；如有热，复无热；口苦，小便赤。百合之病，诸药不治，药入即吐利，如有神灵。此多因伤寒虚劳大病之后不平复，变成斯疾也，百合知母汤（杂一百八）、滑石代赭汤（杂一百九）、鸡子汤（杂一百十）、百合地黄汤（杂一百十二）、百合洗方（杂一百十一）、栝楼牡蛎散（杂一百十三）、滑石散（杂一百十四）主之。

卷之十二

此一卷说药证并药方加减法。所谓药证者，药方前有证也，如某方治某病是也。伤寒有证异而病同一经，药同而或治两证，类而分之，参而伍之，审知某证者，某经之病；某汤者，某证之药，然后用之万全矣。又况《百问》中一证下有数种药方主之者，须是将病对药，将药合病，乃可服之。假如下利而心下痞，称十枣汤、大柴胡汤、生姜泻心汤、甘草泻心汤、赤石脂禹余粮汤、桂枝人参汤之类，虽均是治下利而心下痞，其方有冷有热，子细详药证以对治之，则无不中矣。所谓药方并加减法者，仲景伤寒方一百十三道，病与方相应，乃用正方；稍有差别，即随证加减。昔人云：学方三年，无病可医；疗病三年，无方可治。往往世传为名论，竟不知执方疗病，或中或否，不知加减，移咎于方。古人用药，如斗运转，故攻病的而取效速，一服知，二服愈。假如理中丸证，肾气动者，去白术；小柴胡汤证，小便不利者，加茯苓。盖脾恶湿，肾恶燥，白术治湿，茯苓利水。故肾气动者，去白术；小便不利者，加茯苓。以此推之，然后知不可执方疗病，须是随证加减。今于逐方下说病证用药加减，庶几修合之际，便见治法。兼古方凡称㕮咀者，直云锉如麻豆大；云一升者，只用一大白盏。以古准今，易晓而通用也。寻常疾势轻者，只抄粗末五钱匕，水一盏半，入姜、枣煮七八分，去滓服之，未知再作。病势重者，当依古剂法。古之三两，即今之一两也；二两，即今之六钱半也。古之三升，即今之一升也，料例大者，只合三分之一是也。

桂枝汤（一）　太阳中风，阳浮阴弱，发热汗出恶寒，鼻鸣干呕者，宜服之。

太阳病，头痛发热，汗出恶风者，宜服之。

太阳病，下之后，其气上冲者，宜服之。

桂枝本为解肌，若脉浮紧，发热，汗不出者，不可与之。

太阳病，服桂枝汤，烦不解，先刺风池、风府，却与桂枝汤。

服桂枝汤，大汗出，脉洪大者，与桂枝汤；若形似疟，一日再发者，宜桂枝二麻黄一汤。

服桂枝汤，大汗出，大烦渴不解，脉洪大者，白虎加人参汤主之。

服桂枝汤，或下之，仍头项强痛，翕翕发热，无汗，心下满微痛，小便不利者，桂枝去桂加茯苓白术汤主之。

伤寒脉浮，自汗出，小便数，心烦，微恶寒，脚挛急，与桂枝汤，得之便厥，咽干，烦躁吐逆，作甘草干姜汤与之；厥愈，更作芍药甘草汤与之，其脚伸；若胃气不和，与调胃承气汤；若重发汗，复加[①]烧针者，四逆汤主之。

太阳病，外证未解，脉浮弱者，当以汗解，宜服。

太阳病，外证未解，不可下也，下之为逆，解外宜服。

太阳病，先发汗不解，复下之，脉浮者不愈。浮为在外，而反下之，故令不愈。今脉浮，故知在外，当须解外则愈，宜服。

病常自汗出者，此为荣气和，荣气和者，外不谐也，以卫气不共荣气谐和故尔。以荣行脉中，卫行脉外，复发其汗，荣卫和则愈，宜服。

病人脏无他病，时发热自汗出而不愈者，卫气不和也，先其时发汗则愈，宜服。

伤寒，不大便六七日，头痛有热，与承气汤；小便清者，知不在里，当发汗，宜服。

伤寒，发汗解，半日许复热烦，脉[②]浮数者，可更发汗，宜服。

伤寒，医下之，清谷不止，身疼痛，急当救里；后身疼痛，清便自调，急当救表。救里宜四逆汤，救表宜桂枝汤。

太阳病，发热汗出，荣弱卫强，故使汗出，欲救邪风，宜服。

---

① 复加：原误作“如”，据《伤寒论》改。

② 脉：原脱，据《伤寒论》补。

伤寒，大下后，复发汗，心下痞，恶寒者，不可攻痞，先解表；表解，乃可攻痞。解表宜桂枝汤，攻痞宜大黄黄连泻心汤。

太阳病不解，热结膀胱，其人如狂，血自下，下者愈。其外不解者，尚未可攻，当先解其外；外解已，但小腹急结者，乃可攻之，宜桃核承气汤，其解外宜服。已上属太阳。

阳明病，脉迟，汗出多，微恶寒，表未解，宜服。

病人烦热，汗出解，如疟状，日晡发热，脉实者，宜大承气汤；脉浮虚者，宜服。已上属阳明。

太阴病，脉浮，可发汗，宜服。属太阴。

下利腹胀满，身疼痛者，先温里，乃攻表。温里宜四逆汤，攻表宜服。属厥阴。

吐利止，身痛不休，宜桂枝汤小和之。属霍乱。

桂枝　芍药各三两　甘草二两（炙）

上锉如麻豆大。每服抄五钱匕，水一盏半，入生姜五片、枣子二枚，煎至一盏，去滓温服。须臾歠热稀粥一盏，以助药力，温覆令一时许，遍身漐漐微似有汗者佳。

加减法：桂枝汤自西北二方居人四时行之，无不应验。江淮间唯冬及春可行之，自春末及夏至已前，桂枝证可加黄芩一分，谓之阳旦汤；夏至后有桂枝证，可加知母半两、石膏一两，或加升麻一分。若病人素虚寒者，正用古方，不在加减也。

戒曰：桂枝最难用。虽云表不解，脉浮，可发汗，宜桂枝汤。须是病人常自汗出，小便不数，手足温和，或手足指稍作微冷，少顷却温，身虽微似烦而又增寒，始可行之。若病人身无汗，小便数；或手足冷，不恶寒；或饮酒家，不喜甘者，慎不可行桂枝也。仍有桂枝证，服汤已，无桂枝证者，尤不可再与。

桂枝麻黄各半汤（二）　太阳病，得之八九日，如疟状，发热恶寒，热多寒少，其人不呕，清便欲自可，一日二三度发，脉微缓者，为欲愈也；脉微而恶寒者，此阴阳俱虚，不可更发汗，更下，更吐也；面色反有热色者，未欲解也，以其不能得小汗出，身必痒，宜服。属太阳。

桂枝八钱　芍药　甘草（炙）各五钱　麻黄半两（汤泡，焙秤）　杏仁一十二个（汤浸，去皮尖两仁者）

上锉如麻豆大。每服抄五钱匕，生姜四片、枣子一枚，水一盏半，煮至八分，去滓温服。又见《辩误》。

桂枝二麻黄一汤（三）　服桂枝汤，大汗出，脉洪大者，与桂枝汤，如前法；若形似疟，一日再发者，汗出必解，宜服。属太阳。

桂枝八钱二字　芍药五钱一字　杏仁八个（沸汤浸，去皮尖）　甘草五钱一字（炙）　麻黄三钱三字（汤泡，去黄汁，焙干秤）

上锉如麻豆大。每服抄五钱匕，生姜四片、枣子一枚，水一盏半，煮至八分，温服，以微汗为度。又见《辩误》。

桂枝二越婢一汤（四）　太阳病，发热恶寒，热多寒少，脉微弱者，此无阳也，不可发汗，宜服之。属太阳。

桂枝　芍药　甘草各半两　石膏三分（捶碎）　麻黄半两（汤泡，去黄汁，焙干秤）

上锉如麻豆大。每服抄五钱匕，生姜四片、枣子一枚，水一盏半，煮至八分，去滓温服。又见《辨误》。

桂枝加桂汤（五）　烧针令其汗，针处被寒，核起而赤者，必发奔豚，气从小腹上冲心者，灸其核上各一壮，与此药。属太阳。

桂枝五两　芍药三两　甘草（炙）二两

上锉如麻豆大。每服抄五钱匕，生姜四片、枣子一枚，水一盏半，煮至八分，去滓温服。桂枝汤加桂，以桂能泄奔豚之气也。

桂枝加附子汤（六）　太阳病，发汗，遂漏不止，其人恶风，小便难，四支微急，难以屈伸者，宜服之。属太阳。

桂枝（去皮）　芍药各一两半　甘草一两（炙）　附子（炮去皮用）半个

上锉如麻豆大。每服抄五钱匕，生姜四片、枣子一枚，水一盏半，煮至八分，去滓温服。

桂枝去芍药汤（七）　太阳病，下之后，脉促胸满者，宜服之。属太阳。

桂枝一两半（去皮）　甘草一两（炙）

上锉如麻豆大。每服抄五钱匕，生姜四片、枣子一枚，水一盏半，煮至八分，去滓温服。芍药味酸，脉促胸满，恐成结胸，故去芍药佐，则单用辛甘发散毒气也。

桂枝去芍药加附子汤（八） 太阳病，下之后，脉促胸满者，桂枝去芍药汤主之；若微寒者，宜服之。属太阳。

桂枝一两半（去皮） 甘草一两（炙） 附子（去皮尖）半个（炮）

上锉如麻豆大。每服抄五钱匕，生姜四片、枣子一枚，水一盏半，煮至八分，去滓温服，小便利即愈。

桂枝去桂加茯苓白术汤（九） 服桂枝汤，或下之，仍头项强痛，翕翕发热，无汗，心下满微疼，小便不利者，此主之。属太阳。

芍药 茯苓 白术各一两半 甘草一两（炙）

上锉如麻豆大。每服抄五钱匕，生姜四片、枣子一枚，水一盏半，煮至八分，去滓温服，小便利即愈。

桂枝去芍药加蜀漆牡蛎龙骨救逆汤（十） 伤寒脉浮，医火劫之，亡阳，必惊狂，卧起不安者，此主之。

桂枝 蜀漆各一两半 甘草一两（炙） 牡蛎二两半 龙骨二两

上锉如麻豆大。每服抄五钱匕，生姜四片、枣子一枚，水一盏半，煮至八分，去滓温服。

桂枝加芍药生姜人参新加汤（十一） 发汗后，身疼痛，脉沉迟者，此主之。属太阳。

桂枝 人参各一两半 芍药二两 甘草一两（炙）

上锉如麻豆大。每服抄五钱匕，生姜四片、枣子一枚，水一盏半，煮至八分，去滓温服。

桂枝加芍药汤（十二）　太阳病，反下之，因腹满痛，属太阴，此主之。

桂枝三两　甘草二两（炙）　芍药六两（下利者，先煎芍药三四沸）

上锉如麻豆大。每服抄五钱匕，生姜四片、枣子一枚，水一盏半，煮至八分，去滓温服。

桂枝加大黄汤（十三）　太阳病，反下之，因腹满痛，属太阴，桂枝加芍药汤主之；大实痛者，此主之。

桂枝六分（去皮）　芍药三两　甘草一两（炙）大黄一两　痛甚者，加大黄。大实痛者，加一两半，羸者减之。

上锉如麻豆大。每服抄五钱匕，生姜四片、枣子一枚，水一盏半，煮至八分，去滓温服。又见《辩误》。

桂枝甘草龙骨牡蛎汤（十四）　火逆下之，因烧针，烦躁者，此主之。属太阳。

桂枝半两（去皮）　甘草（炙）　牡蛎（熬）龙骨各一两

上锉如麻豆大。每服抄五钱匕，水一盏半，煮至八分，去滓温服。

桂枝甘草汤（十五）　发汗过多，其人叉手自冒心，心下悸，欲得按者，此主之。属太阳。

桂枝二两（去皮）　甘草一两（炙）

上锉如麻豆大。每服抄五钱匕，水一盏半，煮至八分，去滓温服。

桂枝人参汤（十六）　太阳病，外证未除，而数下之，遂协热而利，利下不止，心下痞鞕，表里不解者，此主之。

桂枝一两三钱　甘草一两三钱（炙）　干姜（炮）　人参　白术各一两

上锉如麻豆大。每服抄五钱匕，水一盏半，煮至八分，去滓温服，日再，夜一服。

桂附汤（十七）　伤寒八九日，风湿相薄，身体疼烦，不能自转侧，不呕不渴，脉浮虚而涩者，此主之；若其人大便鞕，小便自利者，去桂加白术汤主之。属太阳。

桂枝一两三钱（若大便鞕，小便自利者，去桂，加白术一两三钱）　附子一个（炮，去皮）　甘草三分（炙）

上锉如麻豆大。每服抄五钱匕，生姜四片、枣子一枚，水一盏半，煮至八分，去滓温服，日三服。

桂枝加葛根汤（十八）　太阳病，项强几几，反汗出恶风者，此主之。伊尹《汤液论》桂枝汤中加葛根，今监本用麻黄，误矣。

桂枝　甘草（炙）　芍药各六钱三字　葛根一两三钱　麻黄一两一钱（本无）

上锉如麻豆大。每服抄五钱匕，生姜四片、枣子一枚，水一盏半，煮至八分，去滓服，覆取微汗。

桂枝加厚朴杏子汤（十九）　太阳病，下之微喘者，表未解故也，此主之。属太阳。

桂枝（去皮）　芍药各一两　甘草六钱三字（炙）　杏仁（去皮尖）十七个　厚朴（去皮，姜汁炙）六钱三字

上锉如麻豆大。每服抄五钱匕，生姜四片、枣子一枚，煮至八分，去滓温服，覆取微汗。

麻黄汤（二十）　太阳病，头痛发热，身疼恶风，无汗而喘者，宜服。

太阳阳明合病，喘而胸满，不可下，宜服。

太阳病，十日以去，脉浮细而嗜卧者，外已解也。设胸满者，与小柴胡汤；脉但浮，无余证者，与服之。

太阳病，脉浮紧，无汗发热，身疼痛，八九日不解，表证仍在，此当发其汗。服药已微除，其人发烦目瞑，剧者必衄，衄乃解，所以然者，阳气重故也。此主之。

伤寒脉浮紧，不发汗，因衄，此主之。已上属太阳。

阳明病，脉浮，无汗而喘，发汗则愈，宜服。

脉但浮，无余证者，与服。若不溺，腹满加哕者不治。已上属阳明。

甘草半两（炙）　桂枝一两　杏仁三十五个（去皮尖）　麻黄一两半（去节，百沸汤泡去黄汁，焙干秤）

上锉如麻豆大。每服抄五钱匕，水一盏半，煮至八分，去滓温服，覆取微汗，不须歠粥。加减法。伤寒热病，药性须凉，不可太温。夏至后，麻黄汤须加知母半两、石膏一两、黄芩一分。盖麻黄汤性热，夏月服之，

有发黄斑出之失，唯冬及春与病人素虚寒者，乃用正方，不在加减。

麻黄杏子甘草石膏汤（二十一）　发汗后，不可更行桂枝汤。汗出而喘，无大热者，可与此服之。属太阳。

甘草一两（炙）　石膏四两（碎，绵裹）　杏仁二十五个（去皮尖）　麻黄二两（去节，汤泡去黄汁，焙干秤）

上锉如麻豆大。每服抄五钱匕，水一盏半，煮至八分，去滓温服。

麻黄附子甘草汤（二十二）　少阴病，得之二三日，可与此药微发汗。以二三日无证，故微发汗也。属少阴。

麻黄二两（去节，汤泡去黄汁，焙干秤）　甘草二两（炙）　附子一枚（炮，去皮，破八片）

上锉如麻豆大。每服抄五钱匕，水一盏半，煮至八分，去滓温服，相次三两服，以身微汗为度。

麻黄细辛附子汤（二十三）　少阴病，始得之，反发热，脉沉者，此主之。属少阴。

麻黄二两（去节，汤泡去黄汁，焙干秤）　细辛二两　附子一枚（炮，去皮，破八片）

上锉如麻豆大。每服抄五钱匕，水一盏半，煮至八分，去滓温服。

麻黄连翘赤小豆汤（二十四）　伤寒瘀热在里，身必黄，此主之。属阳明。

麻黄一两（去节，汤泡去黄汁，焙干秤）　甘草一两（炙）　赤小豆半升　杏仁二十枚（去皮尖）　生梓白皮（切）二两　连翘一两（或作半两连翘根是）

上锉如麻豆大。每服抄五钱匕，生姜四片、枣子一枚，水一盏半，煮至八分，去滓温服。

麻黄升麻汤（二十五）　伤寒六七日，大下后，寸脉沉而迟，手足厥逆，下部脉不至，咽喉不利，唾脓血，泄利不止者，为难治，此主之。属厥阴。

麻黄二两半（去节，汤泡去黄汁，焙干秤）　升麻当归各一两一分　知母　黄芩　萎蕤各三分　芍药　麦门冬（去心）　桂枝（去皮）　茯苓　甘草（炙）　干姜（炮）　石膏（碎，绵裹）　白术各一分

上锉如麻豆大。每服抄五钱匕，水一盏半，煮至八分，去滓温服，相次一炊久进一服，汗出愈。

葛根汤（二十六）　太阳病，项背强几几，无汗恶风；又太阳与阳明合病者，必自利，此并主之。属太阳。

葛根二两　桂枝（去皮）　甘草（炙）　芍药各一两　麻黄一两半（去节，汤泡去黄汁，焙干秤）

上锉如麻豆大。每服抄五钱匕，生姜四片、枣子一枚，水一盏半，煮至八分，去滓温服，覆取汗为度。

葛根加半夏汤（二十七）　太阳与阳明合病，不下利，但呕者，此主之。属太阳。

葛根四两（或作一两）　半夏六钱一字　麻黄三分（去节，汤泡去黄汁，焙干秤）　甘草（炙）　桂枝

（去皮）　芍药各半两

上锉如麻豆大。每服抄五钱匕，生姜四片、枣子一枚，水一盏半，煮至八分，去滓温服，覆取微汗。

葛根黄芩黄连汤（二十八）　太阳病，桂枝证，医反下之，利遂不止。脉促者，表未解也；喘而汗出者，此主之。

葛根四两　黄芩一两半　黄连六两（或作二两半）　甘草二两（炙）

上锉如麻豆大。每服五钱，水一盏半，煮至八分，去滓温服，日进二三服。

小柴胡汤（二十九）　太阳病，十日以去，脉浮细而嗜卧者，外已解，设胸满痛，与服；脉但浮者，与麻黄汤。

伤寒五六日中风，往来寒热，胸胁苦痛，默默不欲食，心烦喜呕，或胸烦而不呕，或渴，或腹中痛，或胁下痞鞕，或心下悸，小便不利，或不渴，身有微热，或咳者，此主之。

血弱气尽，腠理开，邪气因入，与正气相薄，结于胁下，邪正分争，往来寒热，休作有时，默默不欲饮食，藏府相连，其痛必下，邪高痛下，故使呕也，此主之。

服柴胡汤已，渴者，属阳明，以法治之。

伤寒四五日，身热恶风，颈项强，胁下满，手足温而渴者，此主之。

伤寒阳脉涩，阴脉弦，法当腹中急痛，先与小建中汤；不差者，此主之。

太阳病，过经十余日，发汗、吐、下之后四五日，柴胡汤证仍在者，先与小柴胡；呕不止，心下急，郁郁微烦者，为未解也，与大柴胡汤下之即愈。

妇人中风七八日，续得寒热，发作有时，经水适断者，此为热入血室，其血必结，故使如疟状，此主之。

伤寒五六日，头汗出，微恶寒，手足冷，心下满，不欲食，大便鞕，脉细者，为阳微结，必有表，复有里也。脉沉，亦在里也。汗出为阳微，假令纯阴结，不得复有外证，悉入在里，此为半在里半在表也，脉虽沉紧，不得为少阴病，所以然者，阴不得有汗。令头汗出，故知非少阴也，可与服此。设不了了者，得屎而解。

伤寒五六日，呕而发热者，柴胡汤证具，而以他药下之，柴胡证仍在者，复与柴胡汤。此虽已下之，不为逆，必蒸蒸而振，却发热汗出而解；若心下满而腹痛者，此为结胸也，大陷胸汤主之；但满而不痛者，此为痞，柴胡不中与之，宜半夏泻心汤。已上属太阳。

阳明病，发潮热，大便溏，小便自可，胸胁满不去者，与服之。

阳明病，胁下鞕满，不大便而呕，舌上白胎者，可与服之。上焦得通，津液得下，胃气因和，身濈然汗出而解。

阳明中风，脉弦浮大，而短气，腹都满，胁下及心痛，久按之气不通，鼻干不得汗，嗜卧，一身及目悉黄，小便难，有潮热，时时哕，身前后肿，刺之小差；外不解，病过十日，脉续浮者，与此药主之。已上属阳明。

太阳病不解，转入少阳，胁下鞕满，干呕不得食，往来寒热，尚未吐下，脉沉紧者，此主之。若已吐、下、发汗、温针，谵语，小柴胡汤证罢，此为坏证，知犯何逆，以法治之。已上属少阳。

呕而发热者，宜服。

伤寒差已后，更发热，此主之。脉浮者，以汗解之；脉沉实者，以下解。属辨阴阳易差后劳复病脉证。

黄芩一两半（若腹中痛者，去黄芩，加芍药一两半，芍药或作三分；若心下悸，小便不利者，去黄芩，加茯苓二两）　人参一两半（若不渴，外有微热者，去人参，加桂枝一两半，温覆微汗愈；若咳嗽者，去人参并枣子，加五味子一两一分、干姜一两）　枣子六枚（若胁下痞鞕，去枣子，加牡蛎二两熬。牡蛎或作一两）半夏一两一分（汤洗。若胸中烦，不呕者，去半夏、人参，加栝楼实一枚用四分之一；若渴者，去半夏，更加人参三分、栝楼根二两）　柴胡四两（去芦）　甘草一两半（炙）

上锉如麻豆大。每服抄五钱匕，生姜四片、枣子三枚，水一盏半，煮至八分，去滓温服，日三服。

卷之十三

大柴胡汤（三十）　太阳病，过十余日，发汗、吐、下之后，四五日，柴胡证仍在者，先与小柴胡；呕不止，一云呕止小安。心下急，郁郁微烦者，为未解也，与大柴胡汤下之则愈。

伤寒十余日，热结在里，往来寒热者与服。

伤寒发热，汗出不解，心中痞鞕，呕吐而下利者，此主之。已上属太阳。

阳明病，汗多者，急下之，宜服。

少阴病，下利清水，心下痛，口干者，可下之，宜大柴胡、大承气汤。

病腹中满痛，此为实，当下之，宜大承气、大柴胡汤。

腹满不减，减不足言，当下之，宜大柴胡、大承气汤。

伤寒后脉沉者，内实也，下之解，宜服。

伤寒六七日，目中不了了，睛不和，无表里证，大便难，身微热者，实也，急下之，宜大承气、大柴胡汤。

太阳病未解，脉阴阳俱停，必先振栗汗出而解；但阴脉微者，下之而解，宜服。

病人无表里证，发热七八日，虽脉浮数者，可下之，大柴胡汤主之。

病人烦热，汗出则解；又如疟状，日晡所发热者，属阳明，脉实者，可下之，大柴胡、大承气汤主之。属可下病脉证。

柴胡四两　黄芩　芍药各一两半　半夏一两一分（洗）　枳实二枚（去瓤炒。《千金》云：枳实去瓤，一分准二枚）

上锉如麻豆大。每服抄五钱匕，生姜四片、枣子一枚，水一盏半，煮至八分，去滓温服。以利为度；未利再服。（本方无大黄。欲下者，加大黄一两）

柴胡桂枝汤（三十一）　伤寒六七日，发热，微恶寒，支节烦，头疼，微呕，心下支结，外证未去者，此主之。属太阳。

发汗多亡阳，谵语者，不可下，与此药和其荣卫，以通津液，后自愈。属发汗后病脉证。

柴胡一两三钱　桂枝（去皮）　黄芩　人参　芍药各半两　半夏四钱一字（洗）　甘草三钱一字（炙）

上锉如麻豆大。每服抄五钱匕，生姜四片、枣子一枚，水一盏半，煮至八分，去滓温服。

柴胡桂枝干姜汤（三十二）　伤寒五六日，已发汗而复下之，胸胁满，微结，小便不利，渴而不呕，但头汗出，往来寒热，心烦者，此为未解也，宜服之。属太阳。

柴胡四两　桂枝（去皮）　黄芩各一两半　牡蛎

（熬）　甘草（炙）　干姜各一两　栝楼根二两

上锉如麻豆大。每服抄五钱匕，水一盏半，煮至八分，去滓温服，食顷再服。

柴胡加龙骨牡蛎汤（三十三）　伤寒八九日，下之，胸满烦惊，小便不利，谵语，一身尽重，不可转侧者，此主之。属太阳。

柴胡二两　黄芩　龙骨各三分　铅丹　人参　桂枝各三分　牡蛎三分（熬）茯苓　半夏六钱一字（洗）大黄一两

上锉如麻豆大。每服抄五钱匕，生姜四片、枣子三枚，水一盏半，煮至八分，下大黄煎一二沸，去滓温服。又见《辩误》。

柴胡加芒硝汤（三十四）　伤寒十三日不解，胸胁满而呕，日晡所发潮热，已而微利。此本柴胡证，下之而不得利，今反利者，知医以丸药下之，非其治也，潮热者，实也，先宜小柴胡汤以解外，后以此主之。

柴胡一两三钱　黄芩　甘草（炙）　人参各半两　半夏四钱一字（洗）　芒硝一两

上锉如麻豆大。每服抄五钱匕，生姜二片、枣子二枚，水一盏半，煮至八分，去滓，下硝，更上火二三沸，温服。

大青龙汤（三十五）　太阳中风，脉浮紧，发热恶寒，身疼痛，不汗出而烦躁者，大青龙汤主之；若脉微弱，汗出恶风者，不可服，服之则厥逆，筋惕肉瞤，此为逆也。

伤寒，脉浮缓，身不疼，但重，乍有轻时，无少阴证者，大青龙汤主之。

麻黄三两（去节，汤泡，去黄汁，焙干秤） 桂枝一两（去皮） 甘草一两（炙） 杏仁二十枚（去皮尖） 石膏如半个鸡子大一块（碎，绵裹）

上锉如麻豆大。每服抄五钱匕，生姜四片、枣子一枚，水一盏半，煮至八分，去滓温服，取微似汗；不须汗多，恐亡阳故也。若汗多不止，用温粉扑之。

温粉方

白术 藁本 川芎 白芷各等分

上捣罗为细末，每末一两，入米粉三两和之。粉扑周身，止汗。无藁本亦得。若汗已出后尽剂服，汗多亡阳，遂虚，恶风烦躁，不得眠也。

小青龙汤（三十六） 伤寒，心下有水气，咳而微喘，发热，不渴；服汤已渴者，此寒去欲解也。此主之。

伤寒表不解，心下有水气，干呕，发热而咳，或渴，或利，或噎，或小便不利，小腹满，或喘者，此主之。

芍药 桂枝（去皮） 干姜（炮） 甘草（炙） 细辛各一两半 五味子一两（别本或加一分） 半夏一两半（汤洗。若渴者，去半夏，加栝楼根一两半） 麻黄一两半（微利者，去麻黄，加荛花如一弹子，熬令赤色；若噎者，去麻黄，加附子半个炮；若小便不利，小腹满者，去麻黄，加茯苓二两；若喘者，去麻黄，加杏

仁一两半，去皮尖，麻黄汤泡）

上锉如麻豆大。每服抄五钱匕，水一盏半，煮至八分，去滓温服。杏仁、半夏二味，或各作一两一分。

小建中汤（三十七） 伤寒，阳脉涩，阴脉弦，法当腹中急痛，先与小建中汤；不差者，小柴胡汤主之。

伤寒二三日，心中悸而烦者，宜服。

芍药三两 甘草一两（炙） 桂枝一两半（去皮） 胶饴半升（旧有微溏，或呕者，去胶饴。《局方》加黄耆一两半，为黄耆建中汤）

上锉如麻豆大。每服抄五钱匕，水一盏半，生姜四片、大枣子一枚，煮至八分，去滓，下胶饴两匙许，再煎化，温服，日三服，夜二服。尺脉尚迟，再作一剂，加黄耆末一钱。

煎造胶饴法糯米一升（拣，淘净） 大麦蘖末六两

上米一如炊饭，甑上至气溜，取下，倾入一盆子，入蘖末一合，并汤一盏来许，拌和，再上甑至饭熟，却入盆子内，都以蘖末拌和，入一瓷罐子，可容五升许，冬月罐子热，春秋夏温，冬月用汤二升许入罐子内，约内面饭上汤三指许即得，布并纸三五重盖定，更以绵或絮抱定近火，春秋夏即温和，至一宿，见米浮在水面上，即以布绞裂取清汁，银石器内煎至面上有膜，即以木篦不住手搅，至稀糊，以瓷器收。夏月置井中，庶不酸。

大陷胸汤（三十八） 太阳病，脉浮而动数，浮则为风，数则为热，动则为痛，数则为虚，头痛发热，微

盗汗出，而反恶寒，表未解也。医反下之，动数变迟，膈内拒痛，胃中空虚，客气动膈；短气躁烦，心中懊侬，阳气内陷，心下因硬，则为结胸，大陷胸汤主之。若不结胸，余处无汗，剂颈而还，小便不利，身必发黄。伤寒六七日，结胸热实，脉沉而紧，心下痛，按之石硬者，宜服。

伤寒十余日，热结在里，复往来寒热者，与大柴胡汤。但结胸无大热者，此为小结在胸胁也，但头微汗出者，此主之。

太阳病，重发汗，而复下之，不大便五六日，舌上燥而渴，日晡所小有潮热，从心下至小腹硬满而痛，不可近者，此主之。

伤寒五六日，呕而发热者，柴胡汤证具，而以他药下之，柴胡证仍在者，复与柴胡汤，此虽已下之，不为逆，必蒸蒸而振，却发热汗出而解。若心下满而硬痛者，此为结胸也，此主之。已上属太阳。

大黄一两半（去皮，锦文者，为末）　甘遂一字（赤连珠者，细罗为末）　芒硝五分

上以水二盏，先煮大黄至一盏，去滓下硝；一沸，下甘遂末。温服，得快利止后服。

又大陷胸汤方

桂枝一两　甘遂一两（或作半两）　大枣一两（或作三枚）　人参一两　栝楼实一枚（去皮只用四分之一）

上锉如麻豆大。每服五钱匕，水一盏，或作二盏，

煮至八分，去滓温服。胸中无坚物，勿服之。

大陷胸丸（三十九，又见《辩误》） 病发于阳，而反下之，热入因作结胸；病发于阴，而反下之，一作汗出，因作痞也。所以成结胸者，以下之太早故也。结胸者，项亦强，如柔痓状，下之则和，宜此药主之。属太阳。

大黄二两（或作四两） 芒硝三分 杏仁三分（去皮尖，熬黑） 苦葶苈子三钱（熬）

上捣罗二味，内杏仁、芒硝，合研如脂，丸如弹子大。每服一丸，抄甘遂末半钱匕、白蜜一合，水二盏，煮取一盏，顿服。一宿乃下，如不下，再服。（甘遂性猛，宜斟量虚实服之）

小陷胸汤（四十，又见《辩误》） 小结胸病，正在心，按之则痛，脉浮滑者，此主之。属太阳。

半夏（汤洗秤）一两半 黄连一两 栝楼一枚（去皮。或作半枚）

上锉如麻豆大。水二盏，先煮栝楼至一盏半，下诸药，煎至八分，去滓温服。未知再服，微利黄涎便安。

大承气汤（四十一） 阳明病，脉迟，虽汗出，不恶寒者，其身必重，短气，腹满而喘，有潮热者，此外欲解，可攻里也。手足濈然汗出者，此大便已鞕也，此药主之。若汗多，微发热恶寒者，外未解也，一法与桂枝汤。其热不潮，未可与承气汤；若腹大满不通者，可与小承气汤，微和胃气，勿令大泄下。

阳明病，潮热，大便微鞕者，可与此药；不鞕者，不可与之。

伤寒，若吐、若下后，不解，不大便五六日，上至十余日，日晡所发潮热，不恶寒，独语如见鬼状；若剧者，发则不识人，循衣摸床，惕而不安，微喘直视，脉弦者生，涩者死；微者，但发热谵语者，此主之。若一服利，则止后服。

阳明病，谵语，有潮热，反不能食者，胃中必有燥屎五六枚也；若能食者，但鞕耳，宜服。

阳明病，下血谵语者，此为热入血室，但头汗出者，刺期门，随其实而泻之，濈然汗出则愈；汗出谵语者，以为有燥屎在胃中，此为风也。须下者，过经乃可下之；下之若早，语言必乱，以表虚里实故也，下之愈，宜服。

二阳并病，太阳证罢，但发潮热，手足漐漐汗出，大便难而谵语者，下之则愈，宜服。

阳明病，下之，心下懊侬而烦，胃中有燥屎者，可攻。腹微满，初头鞕，后必溏，不可攻之；若有燥屎者，宜服。

病人烦热，汗出则解，又如疟状，日晡所发热者，属阳明也。脉实者，宜下之；脉浮虚者，宜发汗。下之与大承气，发汗宜桂枝汤。

大下后，六七日不大便，烦不解，腹满痛者，此有燥屎也，所以然者，本有宿食故也，宜服。

伤寒六七日，目中不了了，睛不和，无表里证，大便难，身微热者，此为实也，急下之，宜服。

阳明病，发热汗多者，急下之，宜服。

得病二三日，脉弱，无太阳柴胡证，烦躁，心下鞕，至四五日，虽能食，以小承气汤少少与，微和之，令小安。至六日，与承气一升；若不大便[①]六七日，小便少者，虽不大便，但初头鞕，后必溏，未定成鞕，攻之必溏，须小便利，屎定鞕，此主之。

发汗不解，腹满痛者，急下之，宜服。

腹满不减，减不足言，当下之，宜服。

病人小便不利，大便乍难乍易，时有微热，喘冒不能卧者，有燥屎也，宜服。

阳明少阳合病，必下利。其脉不负者，为顺也；负者，失也。互相克贼，名为负也。脉滑而数者，有宿食也，当下之，宜服。已上属阳明。

少阴病，二三日，口燥咽干者，急下之，宜服。

少阴病，自利清水，色纯青，心下必痛，口干燥者，可下之，宜服。

少阴病，六七日，腹胀，不大便者，急下之，宜服。已上属少阴。

下利，三部脉皆平，按之心下鞕者，急下之，宜服。

下利，脉迟而滑者，内实也，利未欲止，当下之，宜服。

寸口脉浮而大，按之反涩，尺中微而涩，故知有宿

① 大便：此后原衍“更”一字，据《伤寒论》删。

食，当下之，宜服。

下利不欲食者，以有宿食故也，当下之，宜服。

下利差，至其年月日时复发者，以病不尽故也，当下之，此主之。

下利脉反滑，当有所去，下乃愈，此主之。

脉双弦而迟者，必心下鞕；脉大而紧者，阳中有阴也，可下之，宜服。

病腹中满痛者，此为实也，当下之，宜服此主之。已上属可下病脉证。

大黄二两（锦文者，去皮生用，酒洗过）　枳实四枚（或作三枚。去瓤，炒净秤，用半两）　厚朴四两（去皮，姜汁炙）　芒硝二两（或作一合半。朴消有芦头者亦得）

上锉如麻豆大。每服抄五钱匕，水二盏，先煮厚朴、枳实至一盏余；下大黄，煮取六分，去滓；入芒硝，煎一二沸，放温服。以利为度，未利再与一服。

小承气汤（四十二）　阳明病，潮热，大便微鞕者，可与大承气汤；不鞕者，不可与之。若不大便六七日，恐有燥屎，欲知之法，少与小承气汤，汤入腹中，转失气者，此有燥屎也，乃可攻之；若不转失气者，此但初头鞕，后必溏，不可攻之，攻之必胀满，不能食也。欲饮水者，与水则哕，其后发热者，必大便复鞕而少也，以小承气汤和之；不转失气者，不可攻也。

阳明病，脉迟，虽汗出不恶寒，其身必重；短气，腹满而喘，有潮热者，此为外欲解，可攻里也；手足濈然汗出者，此大便鞕，大承气汤主之。若腹大满不通者，与小承气汤，微和胃气，勿令大泄下。

阳明病，其人多汗，以津液外出，胃中燥，大便必鞕，鞕则谵语，此药主之。若一服谵语止者，更莫后服。

阳明病，谵语潮热，脉滑而疾者，此药主之。因与承气汤一升，腹中转气者，更服一升；若不转气者，勿更与之。明日又不大便，脉反微涩者，里虚也，为难治，不可更与承气汤。

太阳病，若吐、若下、若发汗后，微烦，小便数，大便鞕者，与小承气汤和之愈。

得病二三日，脉弱，无太阳、柴胡证，烦躁，心下鞕，至四五日，虽能食，以小承气汤少少与微和之，令小安。下利谵语者，有燥屎也，此主之。属厥阴。

大黄四两（去皮）　厚朴二两（去皮，姜汁炙）枳实四枚（或作三枚。去瓤，炒净秤半两也）

上锉如麻豆大。每服抄五钱匕，以水一大盏半，煎至八分，去滓温服，以利为度。初服汤更衣者，止后服；不尔者，再服之。

谓胃承气汤（四十三）　发汗后恶寒，虚故也；不恶寒，但热者，实也，当和胃气，此主之。

太阳病，未解，脉阴阳俱停，必先振栗，汗出而解。但阳脉微者，先汗之而解；但阴脉微者，下之而解。若欲下之，宜服。

伤寒脉浮，自汗出，小便数，心烦，微恶寒，脚挛急，与桂枝汤，欲攻其表，此误也。得之便厥，咽中干，烦躁吐逆，作甘草干姜汤与之，以复其阳；若厥愈足温者，更作芍药甘草汤与之，其脚即伸。若胃气不和，谵语者，少与调胃承气汤。

伤寒十三日，过经谵语者，以有热也，当以汤下之。若小便利者，大便当硬，而反下利，脉调和者，知医以丸药下之，非其治也。若自下利者，脉当微厥，今反和者，此为内实也，此主之。

太阳病，过经十余日，心下温温欲吐，而胸中痛，大便反溏，腹微满，郁郁微烦，先此时自极吐下者，与服之；若不尔者，不可与。但欲呕，胸中痛，微溏者，此非柴胡证，以呕故知极吐下也。

阳明病，不吐不下，心烦者，可与服。

太阳病三日，发汗不解，蒸蒸热者，属胃也，此主之。

伤寒吐后，腹胀满者，与服。已上属阳明。

甘草一两　大黄二两（去皮）　芒硝一两三分（或作一两一分）

上锉如麻豆大。每服五钱，以水一大盏，煎至七分；去滓，下硝，更上火二三沸，温顿服之。

桃核承气汤（四十四）　太阳病不解，热结膀胱，其人如狂，血自下，下者愈。其外不解者，尚未可攻，当先解其外；外解已，但少腹结者，乃可攻之，宜用此药。属太阳。

大黄四两　桂枝（去皮）二两　甘草二两（炙）

芒硝二两　桃仁（去皮尖双仁者）五十个（捶碎）

上锉如麻豆大。每服五钱匕，以水二大盏，煎至八分；去滓，下硝煎化，温服，以微利为度。未利，移时再服。

栀子豉汤（四十五）　发汗、吐、下后，虚烦不得眠，若剧者，必反覆颠倒，心中懊侬，此主之。

发汗，若下之，而烦热，胸中窒者，此主之。

仲景云：凡用栀子汤，病人旧微溏者，不可与服之。

伤寒五六日，大下之后，身热不去，心中结痛者，未欲解也，此主之。已上属太阳。

阳明病，脉浮而紧，咽燥口苦，腹满而喘，发热汗出，不恶寒，反恶热，身重。若发汗则燥，心愦愦，反谵语；若加温针，必怵惕，烦躁，不得眠；若下之，则胃中空虚，客气动膈，心中懊侬，舌上胎者，此主之。

阳明病，下之，外有热，手足温，不结胸，心中懊侬，饥不能食，但头汗出者，此主之。

下利后更烦，按之心下濡者，为虚烦也，此主之。属厥阴。

香豉二两　肥栀子十六个（擘碎。或作十四个）

上锉如麻豆大。每服五钱，水二盏，先煮栀子至一盏；入豉，煎至七分，去滓温服。得快吐，止后服。

栀子甘草豉汤（四十六）　发汗、吐、下后，虚烦，不得眠，若剧者，必反覆颠倒，心中懊侬，栀子豉汤主之；若少气者，此主之。属太阳。

栀子七枚　甘草　豉各一两

上分二服。以水二盏，先煎栀子、甘草至一盏；内豉同煎取七分，去滓温服。得快吐，止后服。

栀子生姜豉汤（四十七）　发汗、吐、下后，虚烦不得眠，若剧者，必反覆颠倒，心中懊侬，栀子豉汤主之；若呕者，当主之。属太阳。

栀子七枚　生姜二两半　豉一两

上分二服。以水二盏，先煮栀子、生姜至一盏；内豉同煎至七分，去滓温服。得快吐，止后服。

卷之十四

栀子厚朴汤（四十八） 治伤寒下后，心烦腹满，卧起不安者。属太阳。

栀子（大者）七枚（擘碎） 厚朴（去皮，姜汁炙）二两 枳实二枚（取去瓤，麸炒，秤一分）

上锉如麻豆大，分作二服。以水二盏半，煎至八分，去滓温服。得吐，止后服。

栀子干姜汤（四十九） 治伤寒，医以丸药下之，身热不去，微烦者。属太阳。

栀子七枚 干姜一两

上锉如麻豆大，分二服。以水二大盏，煎至七分，去滓温服。得吐，止后服。凡用栀子汤，病人旧微溏者，不可与之。

栀子柏皮汤（五十） 治伤寒身黄发热。属太阳。

栀子八枚 黄柏一两 甘草半两（炙）

上锉如麻豆大。每服五钱匕，水一盏半，煎至七分，去滓温服。

茯苓桂枝甘草大枣汤（五十一） 治发汗后，其人脐下悸者，欲作奔豚。属太阳。

桂枝二两（去皮） 甘草一两（炙） 茯苓（去皮）六两（或作四两）

上锉如麻豆大。每服五钱，枣二个，用甘烂水一盏半，煎至八分，去滓温服。作甘烂水法：用水二斗，置大盆中，以杓扬之，上有珠子五六千颗，有珠相逐，取用。

茯苓桂枝白术甘草汤（五十二） 治伤寒，若吐、若下后，心下逆满，气上冲胸，起则头眩，脉沉紧，发汗则动经，身为振振摇者。属太阳。

茯苓二两 桂枝一两半 甘草（炙） 白术各一两

上锉如麻豆大。每服五钱匕，水一盏半，煎至八分，去滓温服。

茯苓甘草汤（五十三） 伤寒，汗出而渴者，五苓散主之；不渴者，此主之。属太阳。

桂枝（去皮） 茯苓各二两 甘草一两（炙）

上锉如麻豆大。每服五钱匕，水一盏半，生姜五片，煎至八分，去滓温服。

甘草汤（五十四） 少阴病，二三日，咽痛者，可与服。不差者，与桔梗汤。

甘草二两

上锉如麻豆大。每服四钱匕，水一盏，煎至八分，去滓温服，日二服。

甘草干姜汤（五十五） 伤寒脉浮，自汗出，小便数，心烦，微恶寒，脚挛急，反与桂枝，欲攻其表，此误也，得之便厥。咽中干，烦躁吐逆者，宜此药。属太阳。

甘草四两（炙） 干姜二两（炮）

上锉如麻豆大。每服五钱匕，水一盏半，煎至八分，去滓温服。

炙甘草汤（五十六） 治伤寒脉结代，心动悸。属太阳。

甘草二两（炙） 人参一两 生地黄八两 桂枝一两半（去皮） 麻仁一两一分 麦门冬一两一分（去心）

上锉如麻豆大。每服五钱匕，入姜五片、枣一枚，水一盏半，入酒半盏，煎至八分；去滓，内阿胶一片，胶烊尽，温服，日三服。

芍药甘草汤（五十七） 伤寒脉浮，自汗出，小便数，心烦，微恶寒，脚挛急，反与桂枝，欲攻其表，此误也，得之便厥，咽干烦躁，吐逆者，作甘草干姜汤与之，以复其阳。若厥愈足温者，更与此药。属太阳。

甘草 白芍药各二两

上锉如麻豆大。每服五钱匕，水一盏半，煮至八分，去滓温服。

厚朴生姜半夏人参汤（五十八） 治发汗后，腹胀满者。属太阳。

厚朴四两（去皮） 半夏一两一分 甘草一两 人参半两

上锉如麻豆大。每服五钱匕，水一盏半，生姜五片，煮至八分，去滓温服。

大黄黄连泻心汤（五十九） 治心下痞，按之濡，其脉关上浮者。若伤寒大下后，复发汗，心下痞，恶寒者，表未解也，不可攻痞，当先解表；表解乃可攻痞。解表宜桂枝汤，攻痞宜服此药。属太阳。

大黄二两　黄连一两　黄芩一两

上锉如麻豆大。每服五钱匕，以百沸汤二大盏，热渍之一时久，绞去滓，暖动，分二服。

附子泻心汤（六十）　治心下痞而复恶寒汗出者。属太阳。

大黄二两　黄连　黄芩各一两　附子一枚（炮，去皮，破，别煮取汁）

上三味，锉如麻豆大。每服五钱，以百沸汤二大盏，热渍之一时久，绞去滓，内附子汁，分温再服。

半夏泻心汤（六十一）　伤寒五六日，呕而发热者，柴胡汤证具，而以他药下之，柴胡证仍在者，复与柴胡汤。此虽已下之，不为逆，必蒸蒸而振，却发热汗出而解。若心下满而鞕痛者，此为结胸也，大陷胸汤主之；但满而不痛者，此为痞，柴胡不中与之，宜服此。属太阳。

黄连半两　黄芩　干姜（炮）　人参　甘草（炙）各一两半　半夏一两一分（汤洗七遍）

上锉如麻豆大。每服五钱匕，大枣二枚，水一盏半，煎至八分，去滓温服。

甘草泻心汤（六十二）　伤寒中风，医反下之，其人下利日数十行，谷不化，腹中雷鸣，心下痞鞕而满，干呕，心烦，不得安。医见心下痞，谓病不尽，复下之，其痞益甚，此非结热，但以胃中虚，客气上逆，故使鞕也，宜服此。

甘草二两（炙）　干姜（炮）　黄芩各一两半　人参　黄连各半两　大枣六枚　半夏一两一分（洗）

上锉如麻豆大。每服五钱匕，水一盏半，煎至八分，去滓温服。

生姜泻心汤（六十三）　治伤寒汗出解之后，胃中不和，心下痞鞕，干噫食臭，胁下有水气，腹中雷鸣下利者。属太阳。

黄芩　甘草（炙）　人参各一两半　干姜（炮）　黄连各半两　半夏一两一分（泡）

上锉如麻豆大。每服五钱匕，水一盏半，生姜七片、枣子二枚，煎至一盏，去滓温服。

白虎汤（六十四）　治伤寒脉浮滑者，表里有热。

又三阳合病，腹满身重，难以转侧，口中不仁，面垢，谵语遗尿。发汗则谵语，下之则额上生汗，手足逆冷；若自汗出者。

伤寒脉滑而厥者，里有热，并主之。

知母三两　甘草一两（炙）　石膏八两（碎，绵裹）　粳米三合

上锉如麻豆大。每服五钱匕，水一盏半，煎至八分，取米熟为度，去滓温服。

白虎加人参汤（六十五）　服桂枝汤大汗出，大烦渴不解，脉洪大者。

伤寒，若吐、若下后，七八日不解，热结在里，表里俱热，时时恶寒，大渴，舌上干燥而烦，欲饮水数

升者。

伤寒无大热，口燥渴，心烦，背微恶寒者，并主之。

人参二分　知母一两半　甘草（炙）二两（或作半两）　粳米一合半　石膏四两（碎，绵裹）

上锉如麻豆大。每服五钱匕，水一盏半，煎至八分，取米熟为度，去滓温服。

五苓散（六十六）　太阳病，发汗后，大汗出，胃中干，烦躁，不得眠，欲得饮水者，少少与饮之，令胃气和则愈。若脉浮，小便不利，微热消渴者。

发汗已，脉浮数，烦渴者。

伤寒汗出而渴者。不渴者，与茯苓甘草汤。

中风发热，六七日不解而烦，有表里证，渴欲饮水，水入则吐，名曰水逆者。

本以下之，故心下痞，与泻心汤，痞不解，其人渴而口燥烦，小便不利者。

太阳病，寸缓，关浮，尺弱，其人发热，汗出，复恶寒，不呕，但心下痞者，此以医下之也；如其不下者，病人不恶寒而渴者，此转属阳明也。小便数者，大便必鞕，不更衣十日，无所苦也，欲饮水，少少与之，但以法救之；或渴者。

霍乱，头痛发热，身疼，热多饮水者，并主之。

泽泻一两一分　猪苓（去黑皮秤）　茯苓（去皮秤）　白术各三分　桂枝（去皮）半两（不见火）

上捣筛为散，拌和。每服抄三钱，白汤调下。此药须各自事持秤见分两，然后合。

猪苓汤（六十七）　阳明病，脉浮发热，渴欲饮水，小便不利者。

少阴病，下利六七日，咳而呕渴，心烦不得眠者，并主之。

猪苓（去皮）　茯苓　阿胶（炙过）　泽泻　滑石各一两

上锉如麻豆大。每服五钱，水一盏半，煎至七分，去滓温服。

附子汤（六十八）　少阴病，得之一二日，口中和，背恶寒者，当灸之。

少阴病，身体痛，手足寒，骨节痛，脉沉者，并宜服之。

茯苓　芍药各一两半　人参一两　白术二两　附子一枚（炮，去皮）

上锉如麻豆大。每服五钱匕，水一盏半，煎至七分，去滓温服，日三服。

桂枝附子汤（六十九）　治伤寒八九日，风湿相搏，身体疼烦，不能自转侧，不呕不渴，脉浮虚而涩者。属太阳。

桂枝二两　甘草一两　附子一枚半（炮，去皮）

上锉如麻豆大。每服抄五钱匕，水一盏半，生姜四片、枣子一枚，煎至八分，去滓温服。

术附汤（七十）　伤寒八九日，风湿相搏，身体疼烦，不能自转侧，不呕不渴，脉浮虚而涩者，桂枝附子汤主之；若其人大便坚，小便自利者，此主之。属太阳。

白术二两　甘草一两（炙）　附子一个半（炮，去皮）

上锉如麻豆大。每服五钱匕，生姜五片、大枣一枚，水一盏半，煎至七分，去滓温服，日三服。一服觉身痹，半日许再服，三服都尽，其人如冒状，勿怪也，即是附子与术并走皮中，逐水气未得除，故使之耳，法当加桂一两。其大便坚，小便自利，故不加桂也。

甘草附子汤（七十一）　治风湿相搏，骨节疼烦，掣痛不得屈伸，近则痛剧，汗出短气，小便不利，恶风不欲去衣，或身微肿者。属太阳。

甘草（炙）　白术各一两　附子一枚（炮，去皮）　桂枝三两（或作二两。身肿者，加防风二两；悸气，小便不利者，加茯苓一两半）

上锉如麻豆大。每服五钱匕，水一盏半，煎至七分，去滓温服，汗出即解。

芍药甘草附子汤（七十二）　发汗病不解，反恶寒者，虚故也，此主之。

芍药三两　甘草三两（炙）　附子一枚（炮，去皮）

上锉如麻豆大。每服五钱匕，水一盏半，煎至七分，去滓温服。

干姜附子汤（七十三）　下之后，复发汗，昼日烦躁不得眠，夜而安静，不呕不渴，无表证，脉沉微，身无大热者，此主之。属太阳。

干姜一两（炮）　附子一枚（生用，去皮）

上锉如麻豆大。每服五钱匕，水一盏半，煎至七分，去滓温服。未知再服。

理中丸（七十四）　霍乱，头痛发热，身疼痛，热多欲饮水者，五苓散主之；寒多不用水者，此主之。

大病差后，喜唾，久不了了，胸中有寒，当以丸药温之，宜服此。属阴阳差后劳复病脉证。

干姜（炮）　甘草（炙）　人参（腹痛者倍之）白术各一两

上捣筛，炼蜜和丸，如鸡子黄许大。以汤数合和一丸，研碎，温服之，日三、夜二服。腹中未热，益至三四丸，热粥饮之，微自温覆，勿揭衣。然不及汤。又方：

人参　干姜（炮）　甘草（炙）　白术各三两

腹痛者，加人参一两半；寒者，加干姜一两半；渴欲得水者，加白术一两半；脐上筑者，肾气动也，去术，加桂四两；吐多者，去术，加生姜三两；下多者，还用术；悸者，加茯苓二两；或四肢拘急，腹满下利，或转筋者，去白术，加附子一枚生用。

上锉如麻豆大；每服五钱匕，水一盏半，煎至八分，去滓温服，日三服。

四逆汤（七十五）　伤寒，医下之，续后下利清谷不止，身疼痛，急当救里；后身疼痛，清便自调者，急当救表。救里宜四逆汤，救表宜桂枝汤。属太阳。

自利不渴者，以其脏有寒故也，当温之，宜服。属太阴。

伤寒脉浮，自汗出，小便数，心烦，微恶寒，脚挛急，与桂枝汤，得之便厥；咽干，烦躁吐逆，作甘草干姜汤与之。厥愈，更作芍药甘草汤与之，其脚伸。若胃气不和，与调胃承气汤。若重发汗，加烧针者；或脉浮而迟，表热里寒，下利清谷者，此并主之。

少阴病，饮食入口则吐，心中温温欲吐，复不能吐，始得之，手足寒，脉弦迟者，此胸中实，不可下也，当吐之。若膈上有寒饮，干呕者，不可吐也，当温之。或脉沉者，急温之，并宜服。属少阴。

大汗，若大下利而厥冷者；或大汗出，热不去，内拘急，四肢疼，又下利，厥逆而恶寒者；或下利腹满，身疼痛者，先温里，乃攻表。温里宜四逆汤，攻表宜桂枝汤。或呕而脉弱，小便复利，身有微热，见厥难治，此并主之。并属厥阴。

吐利汗出，发热恶寒，四肢拘急，手足厥冷者；吐利，小便复利，而大汗出，下利清谷，内寒外热，脉微欲绝者，此主之。属霍乱。

甘草二两（炙）　附子一个（生用）　干姜一两半（炮）

上锉如麻豆大。每服四钱，水一盏半，煎至七分，去滓温服。

强人，加附子半个，干姜加一两半。

四逆散（七十六）　少阴病，四逆，其人或咳，或悸，或小便不利，或腹中痛，或泄利下重者，此主之。属少阴。

甘草（炙） 柴胡 枳实（去白瓤，炒黄） 芍药已上各一两

上捣筛为细散。米饮调下二钱，日三服。咳者，加五味子、干姜各半两；下利，悸者，加桂半两；小便不利者，加茯苓半两；腹中痛者，加附子半枚炮裂；泄利下重，先浓煎薤白汤，内药末三钱匕，再煮一二沸，温服。

四逆加人参汤（七十七） 恶寒，脉微而利，利止者，亡血也，此主之。属霍乱。

甘草二两（炙） 人参一两 附子一枚（生，去皮） 干姜一两半（炮）

上锉如麻豆大。每服五钱匕，水一盏半，煎至八分，去滓温服，日三服。

茯苓四逆汤（七十八） 治发汗，若下之，病仍不解，烦躁者。

茯苓二两 人参半两 甘草一两（炙） 干姜七钱半 附子半个（生，去皮）

上锉如麻豆大。每服五钱，水一盏半，煎至八分，去滓温服。

当归四逆汤（七十九） 治手足厥寒，脉细欲绝者。属厥阴。

当归（洗） 桂枝 芍药 细辛各一两半 通草 甘草各一两（炙）

上锉如麻豆大。每服五钱匕，水一盏半，枣子一枚，煎至八分，去滓温服。

当归四逆加茱萸生姜汤（八十）　有当归四逆汤证，若其人内有久寒者，宜服。属厥阴。

当归（洗）　桂枝（去皮）　芍药　细辛各一两半　甘草（炙）　木通各一两　茱萸五两

上锉如麻豆大。每服五钱匕，生姜四片、大枣一枚，水一盏半，煎至八分，去滓温服，日进三服。

卷之十五

通脉四逆汤（八十一）　少阴病，下利清谷，里寒外热，手足厥逆，脉微欲绝，身反不恶寒，其人面色赤，或腹痛，或干呕，或咽痛，或利止脉不出者，通脉四逆汤主之。属少阴。

下利清谷，里寒外热，汗出而厥者，通脉四逆汤。属厥阴。

甘草二两（炙）　干姜三两（炮）　附子（大者一枚，去皮，破八片，生用）

面赤者，加连须葱九茎；腹中痛者，去葱，加芍药二两；呕者，加生姜二两；咽痛，去芍药，加桔梗一两；利止，脉不出者，去桔梗，加人参二两。

上锉如麻豆大。每服抄五钱匕，水一盏半，煎至八分，去滓温服；未差，急更作一剂，其脉续续出者愈。

通脉四逆加猪胆汤（八十二）　吐已下断，汗出而厥，四肢拘急不解，脉微欲绝者，通脉四逆加猪胆汤主之。属霍乱。

甘草二两（炙）　干姜三两　附子（大者）一枚（生，去皮）　猪胆汁半合

上三味，锉如麻豆大。每服抄五钱匕，以水一盏半，煎至八分；去滓，内猪胆汁，温服，其脉即来。

黄连汤（八十三）　伤寒胸中有热，胃中有邪气，腹中痛，欲呕者，黄连汤主之。属太阳。

甘草三两（炙）　黄连三两　干姜三两（炮）　人参二两　半夏二两半　桂枝三两

上锉如麻豆大。每服抄五钱匕，枣二枚，以水三盏，煎取一盏半，去滓，分二服。

黄连阿胶汤（八十四）　少阴病，得之二三日已上，心中烦，不得卧，黄连阿胶汤主之。

黄连一两　阿胶三分　黄芩一分　芍药半两　鸡子黄半个

上锉如麻豆大。每半剂，以水二盏，煎取一盏；去滓，内胶消尽，内鸡子黄搅令匀，温服，日二服。

黄芩汤（八十五）　太阳与少阳合病，自下利者，与黄芩汤；若呕者，黄芩加半夏生姜汤主之。伤寒脉迟，六七日，而反与黄芩汤彻其热；脉迟为寒，今与黄芩汤复除其热，腹中应冷，当不能食；今反能食，此名除中，必死。属厥阴。

黄芩一两　芍药一两　甘草一两（炙）

上锉如麻豆大。每服五钱，枣子一枚，以水一盏半，煎至八分，去滓温服。

黄芩加半夏生姜汤（八十六）　太阳与少阳合病，自下利者，与黄芩汤；若呕者，黄芩加半夏生姜汤主之。属太阳。

黄芩三分　半夏二分半　芍药二分　甘草二分

上锉如麻豆大。每服五钱，生姜四片、大枣子一枚，以水二盏，煎至八分，去滓温服。

文蛤散（八十七）　病在阳，应以汗解之，反以冷水，噀之。若灌之，其热被劫，不得去，弥更益烦，肉上粟起，意欲饮水，反不渴者，服文蛤散；若不差者，与五苓散。寒实结胸，无热证者，与三物白散。庞安常云小陷胸汤，非也。

文蛤一两

上一味为散。沸汤和服方寸匕。

三物白散（八十八）　寒实结胸，无热证者，与三物白散。属太阳。

贝母三分　桔梗三分（去芦）　巴豆（去心皮，熬黑，研如脂）一分

上为散，内巴豆研匀。以白饮和服，强人半钱匕，羸人可减之。病在膈上必吐，在膈下必利。不利，进热粥一杯；利过不止，进冷粥一杯。身热，皮粟不解，欲引衣自覆，若以水噀之、洗之，益令热劫不得出，当汗而不汗，则烦。假令汗出已，腹中痛，与芍药三两，如上法。

十枣汤（八十九）　太阳中风，下利呕逆，表解者，乃可攻之。其人漐漐汗出，发作有时，头痛，心下痞鞕满，引胁下痛，干呕短气，汗出不恶寒者，此表解里未和也，以十枣汤主之。属太阳。

芫花（炒赤，熬）　甘遂　大戟各等分

上各等分。异筛秤末，合和之，入臼中再杵治三百下。先以水一升半，煎肥枣子一十枚，煎取八合，去

滓，内药末，强人一钱匕，羸人可半钱。再单饮枣汤送下，平旦服。若下少病不除者，明日更服，加半钱。利后，糜粥自养。合下不下，令人胀满，通身浮肿而死。

抵当丸（九十）　伤寒有热，小腹满，应小便不利，今反利者，为有血也，当下之，不可余药，宜抵当丸。属太阳。

水蛭五个（熬去子，杵碎。水蛭再生化，为害尤甚，须锉断，用石灰炒过，再熬）　桃仁四个（去皮尖）　大黄三分（去皮净）　虻虫五个（去翅足，熬）

上捣筛，只为一丸。以水一大白盏，煎至七分，顿服，晬时当下血。不下，更作之。

抵当汤（九十一）　太阳病，六七日，表症仍在，脉微而沉，反不结胸，其人发狂者，以热在下焦，少腹鞕满，小便自利者，下血乃愈，所以然者，以太阳随经，瘀热在里故也，抵当汤主之。

太阳病，身黄，脉沉结，小腹鞕，小便不利者，为无血也；小便自利，其人如狂者，血证谛也，抵当汤主之。

伤寒有热，小腹满，应小便不利，今反利者，为有血也，当下之，不可余药，宜抵当汤。已上属太阳。

阳明症，其人喜忘者，必有畜血，所以然者，本有久瘀血，故令喜忘，屎虽鞕，大便反易，其色必黑者，宜抵当汤下之。

病人无表里证，发热七八日，虽脉浮数者，可下之；假令已下，脉数不解，合热则消谷喜饥，至六七日不大便者，有瘀血，宜抵当汤主之。已上属阳明。

水蛭十枚（熬去子，杵碎。水蛭入腹再生化，为害尤甚，须锉断，用石灰炒过，再熬）　大黄一两（去皮，酒洗）　虻虫十枚（去翅足，熬）　桃仁七枚（去皮尖，捶碎用）

上锉如麻豆大，作二服。以水二盏，煎至七分，去滓，温服之。

麻仁丸（九十二）　趺阳脉浮而涩，浮则胃气强，涩则小便数，浮涩相搏，大便则鞕，其脾为约，麻子仁丸主之。属阳明。

麻仁五两　芍药四两　厚朴五寸半（去皮，姜汁炙）　枳实四两（炙）　杏仁二两半（去皮尖）　大黄八两（去皮净）

上为散，蜜和为丸，如桐子大。饮下十丸；未知益之，日进三服。

茵陈蒿汤（九十三）　阳明病，发热汗出者，此为热越，不能发黄也；但头汗出，身无汗，剂颈而还，小便不利，渴引水浆者，此为瘀热在里，身必发黄，茵陈蒿汤主之。

伤寒七八日，身黄如橘子色，小便不利，腹微满者，以茵陈蒿汤主之。属阳明。

茵陈蒿（嫩者）一两　大黄三钱半（去皮）　栀子（大者）三枚

上锉如麻豆大。以水二大白盏，先煎茵陈，减半盏；次内二味，煎八分，去滓温服，日三服。小便当利，尿如皂荚汁状，色正赤，一宿腹减，黄从小便中去也。

牡蛎泽泻散（九十四） 大病差后，从腰以下有水气者，牡蛎泽泻散主之。阴阳易差后劳复病脉证。

牡蛎（熬） 泽泻 蜀漆（洗去腥） 商陆（熬） 葶苈（熬） 海藻（洗去咸） 栝楼根各等分

上为散。饮服方寸匕。小便利，止后服。

竹叶石膏汤（九十五） 伤寒解后，虚羸少气，气逆欲吐，竹叶石膏汤主之。阴阳易差后劳复病脉证。

淡竹叶半把 半夏六钱一字（汤泡洗） 石膏四两（杵碎） 人参半两 甘草半两（炙） 麦门冬一两一分（去心）

呕者，加生姜一两半。

上锉如麻豆大。每服抄五钱匕，水一盏半，入生姜四片、粳米百余粒，煎取八分，米熟汤成，去滓温服。

枳实栀子汤（九十六） 大病差后劳复者，枳实栀子汤主之。

枳实一枚（去瓤，麸炒） 栀子三枚半（肥者） 豉一两五钱（绵裹）

上以清浆水二盏半空煮，退八分；内枳实、栀子，煎取九分；下豉再煎五六沸，去滓温服，覆令汗出。若有宿食[①]，内大黄如博棋子五六枚同煎。

白通汤（九十七） 少阴病，下利，脉微，白通汤

① 宿食：原作“食宿”，据《伤寒论》乙转。

主之。属少阴。

附子一枚（生用）　干姜一两（炮）

上锉如麻豆大。每服抄五钱匕，水一盏半，入葱白四寸，煮至七分，去滓温服。

白通加猪胆汁汤（九十八）　少阴病，下利，脉微者，与白通汤。利不止，厥逆无脉，干呕烦者，白通加猪胆汁汤主之。服汤脉暴出者死，微续者生。

猪胆半合　干姜半两（炮）　葱白四茎　溺二合半　附子半个（生，去皮）

上以水一盏，煎至五分，去滓；内尿、胆汁和相得，分温再服。

桃花汤（九十九）　少阴病，下利，便脓血者，桃花汤主之。

少阴病，二三日至四五日，腹痛，小便不利，下利不止，便脓血者，桃花汤主之。属少阴。

赤石脂四两（一半碎，一半筛末用）　干姜一分（炮）

上锉如麻豆大。每服四钱，入糯米一撮，水一盏半，煎至一盏，去滓，再入赤石脂末一方寸匕，服，日进三服。若一服愈，勿再服。

吴茱萸汤（一百）　食谷欲呕，属阳明也，吴茱萸汤主之。得汤反剧者，属上焦也。属阳明。

少阴病，吐利，手足逆冷，烦躁欲死者，吴茱萸汤主之。干呕，吐涎沫，头痛者，吴茱萸汤主之。属少阴。

人参一两（去芦）　吴茱萸一两六钱五分（汤洗三遍）

上锉如麻豆大。每服四钱，生姜四片、枣子一枚，以水二盏半，煎至八分，去滓，分二服。

猪肤汤（一百一）　少阴下利，咽痛，胸满心烦，猪肤汤。属少阴。

猪肤二两六钱半

上一味，以水二大白盏半，煮取一盏许，去滓，加白蜜一合半、白粉一合，相和温服。

桔梗汤（一百二）　少阴病，二三日，咽痛，与甘草汤；不差，与桔梗汤。属少阴。

桔梗一两　甘草二两（炙）

上锉如麻豆大。每服抄五钱匕，水一盏半，煎至八分，去滓，温分再服。

半夏散及汤（一百三）　少阴病，咽中痛，半夏散及汤。属少阴。

半夏（汤洗）　桂枝（去皮）　甘草（炙）

上等分。各别捣筛已，令和治之。每服三钱，水一大盏，煎至八分，令冷，少少咽之。

苦酒汤（一百四）　少阴病，咽中伤，生疮，不能语言，声不出者，苦酒汤主之。属少阴。

半夏（洗，碎如枣核）十四枚　鸡子一枚（去黄，内苦酒，著鸡子壳中）

上二味，内半夏着苦酒中，以鸡子壳置刀环中，安火上，令二三沸，去滓，少少含咽之。不差再服。

真武汤（一百五）　太阳病，发汗，汗出不解，其人仍发热，心下悸，头眩，身瞤动，振振欲擗地者，真武汤主之。属太阳。

少阴病，二三日不已，至四五日，腹痛，小便不利，四肢沉重疼痛，自下利者，此为有水气，其人或咳，或小便利，或下利，或呕者，真武汤主之。属少阴。

茯苓三分（小便利者，去茯苓）　芍药三分（下利者，去芍药，加干姜二分）　白术二分　附子一枚（炮，去皮，破八片，用二片。呕者，去附子，加入生姜三两）

若咳者，加五味子三分、细辛一分、干姜一分。

上锉如麻豆大。每服抄五钱匕，生姜四片，水一盏半，煎至八分；去滓温服，日进三服。

乌梅丸（一百六）　伤寒脉微而厥，至七八日肤冷，其人躁无暂安时者，此为脏厥，非蛔厥也。蛔厥者，其人当吐蛔，今病者静而复时烦者，此为脏寒。蛔上入其膈，故烦，须臾复止，得食而呕，又烦者，蛔闻食臭出，其人常自吐蛔。蛔厥者，以乌梅丸主之。属厥阴。

乌梅七十五枚　细辛一两半　干姜二两半　黄连四两　当归一两　附子一两半（炮，去皮）　蜀椒（出汗）一两　人参一两半　桂枝一两半（去皮）　黄柏一两半

上十味，异捣筛，合治之，以苦酒渍乌梅一宿，去

核，蒸之五升米下，饭熟杵成泥，和药令相得，内臼中，与蜜杵二千下，丸如桐子大。先食饮服十丸，日进三服，稍加至二十丸。禁生冷、滑物等。

干姜黄芩黄连人参汤（一百七）　伤寒本自寒下，医复吐下之，寒格，更逆吐下，若食入口即吐，干姜黄芩黄连人参汤主之。属厥阴。

干姜三分（炮）　黄芩三分　黄连三分　人参三分

上锉如麻豆大。每服抄五钱，水一盏半，煎至八分，去滓温服。

白头翁汤（一百八）　热利下重者，白头翁汤主之。

下利欲饮水者，以有热也，白头翁汤。已上属厥阴。

白头翁一两　黄柏一两半　秦皮一两半　黄连一两半

上锉如麻豆大，分五服。以水二大盏，煎至八分，去滓温服。不差再服。

赤石脂禹余粮汤（一百九）　伤寒服汤药，下利不止，心下痞鞕。服泻心汤已，复以他药下之，利不止，医以理中与之，利益甚。理中，治中焦，此利在下焦，赤石脂禹余粮汤主之。复不止者，当利其小便。属太阳。

赤石脂四两　禹余粮四两

上锉碎。每服抄五钱匕，水一盏半，煎至八分，去滓温服。

旋覆代赭汤（一百十）　伤寒发热，若吐，若下，解后，心下痞鞕，噫气不除者，旋覆代赭汤主之。属太阳。

旋覆花三分　人参半两　代赭石一分　甘草三分（炙）　半夏三分（汤洗）

上锉如麻豆大。每服抄五钱匕，生姜四片、枣子一枚，煎至八分，去滓温服。

瓜蒂散（一百十一）　病如桂枝症，头不痛，项不强，寸脉微浮，胸中痞鞕不得息者，此为胸有寒也，当吐之，宜瓜蒂散主之。属太阳。

瓜蒂（熬黄）　赤小豆各半两

上各捣筛已，合治之。取一钱匕，豉一合、汤七合，先渍之须臾，煮作稀糜，去滓取汁，和散温顿服。不吐，少少加，得快吐乃止。诸亡血虚家，不可与之。

蜜煎导法（一百十二）　阳明病，自汗出，若发汗，小便自利者，此为津液内竭，屎虽鞕，不可攻之，当须自欲大便，宜蜜煎导而通之。若土瓜根及大猪胆汁，皆可为导。属阳明。

蜜四两

上一味，内铜器中，微火煎之，稍凝如饴状，搅之勿令焦，看欲可丸，捻作挺，如指许长二寸。当热时急作，令头锐，内谷道中，以手急抱，欲大便时，乃去之。

猪胆汁方

用大猪胆一枚，泻汁，和法醋少许，以灌谷道中，如有一食顷，当大便。

烧裩散（一百十三）　伤寒阴易之为病，其人身体重，少气，小腹里急，或引阴中拘挛，热上冲胸，头重不欲举，眼中生花，膝胫拘急者，烧裩散主之。

妇人裩裆烧灰

上一味，以水和服方寸匕，小便利，阴头肿即愈。

卷之十六

此一卷载杂方。大率仲景证多而药少，使皆如仲景，调理既正，变异不生，则麻黄、桂枝、青龙用之而有余，以后世望圣人难矣。仲景药方缺者甚多，至如阴毒伤寒、时行温疫、温毒发斑之类，全无方书。今采《外台》、《千金》、《圣惠》、《金匮玉函》，补而完之，凡百有余道。以证合方，以方合病，虽非仲景笔削，然皆古名方也。譬犹周易参同，华严合论，步骤驰骋，不外乎圣人之意。又况俗学久矣，一旦革之，悉用古法，即阳春白雪，复生谤毁，适足以杜绝治法。今拨归经络，裁减汤剂，参以杂方，庶几庸人易晓。日就月将，辛甘发散、酸苦涌泄之术行，即俗方不革而自寝矣。此余所以载杂方之意也。又况五积散、败毒散、升麻汤、萎蕤汤之类，纵治不对病，用之或差，亦无所害，载之卷末，以俟采择。

升麻汤（一）　治伤寒中风头痛，憎寒壮热，支体痛，发热畏寒，鼻干，不得睡。兼治小儿、大人疮疹，已发未发，皆可服。兼治寒暄不时，人多疾疫，乍暖脱着；及暴热之次，忽变阴寒，身体疼痛，头重如石者。

升麻　白芍药　甘草（炙）　干葛各等分

上锉如麻豆大。每服五钱，以水一盏半，煎至八分，去滓温服。若大段寒，即热服；若热，即温服。疮疹亦准此。服药已身凉，止药。小儿量度多少服。如老儿吃，去芍药，加柴胡一两、人参半两、雪白芍药一分。

防风白术牡蛎散（二）　治发汗多，头眩汗出，筋惕肉瞤。

防风（独茎者，去芦头）　牡蛎粉（炒黄）　白术各等分

上捣罗为细末。每服二钱，以酒调下，米饮亦得，日进二三服。汗止，便服小建中汤。

李根汤（三）　治气上冲，正在心端。

半夏（汤洗）半两　当归一分　芍药一分　茯苓一分　桂枝一两　黄芩一分　甘草（炙）一分　甘李根白皮二合

上锉如麻豆大。每服抄五钱匕，生姜四片，水一盏半，煎至八分，去滓温服。

大橘皮汤（四）　动气在下，不可发汗，发汗则无汗，心中大烦，骨节疼痛，目运恶寒，食则反吐，谷不得入，先服大橘皮汤；吐止后，服小建中汤。

橘皮一两半（去白）　甘草半两（炙）　人参一分　竹茹半升

上锉如麻豆大。每服五钱，生姜四片、枣子一枚，以水二钟，煎取一盏，去滓，分二服。

橘皮竹茹汤（五）　治哕逆。

橘皮二两　竹茹一升　甘草二两（炙）　人参半两

半夏一两（汤洗）

上锉如麻豆大。每服五钱，生姜六片、枣子一枚，以水二大盏，煎至一盏，去滓温服，日进三服。

生姜橘皮汤 治干呕哕，若手足厥冷者。

橘皮四两 生姜半斤

上锉如麻豆大。水七盏，煎至三盏，去滓温服一盏。

阴旦汤（六） 治伤寒肢节疼痛，内寒外热，虚烦。

芍药二两 甘草二两（炙） 干姜三两（炮） 黄芩三两 桂四两

上锉如麻豆大。每服抄五钱，枣二枚，水一盏半，煎至八分，去滓温服，日三夜二。

阴毒甘草汤（七） 治伤寒初得病一二日，便结成阴毒；或服药六七日已上至十日，变成阴毒。身重背强，腹中绞痛，咽喉不利，毒气攻心，心下坚强，短气不得息，呕逆，唇青面黑，四肢厥冷，其脉沉细而疾。仲景云：此阴毒之候，身如被杖，喉咽痛，五六日可治，至七日不可治。

甘草（炙） 升麻 当归各二分 雄黄一分 桂枝（去皮）二分 鳖甲一两半（醋炙秤） 蜀椒一分（出汗，闭口者及子去之）

上锉如麻豆大。每服抄五钱匕，水一盏半，煎至八分，去滓服；如人行五里顷，更进一服，温覆取汗。毒当从汗出，汗出即愈。若未汗再作。

白术散（八）　治阴毒伤寒，心间烦躁，四肢逆冷。

白术一两　细辛一两　附子一两（炮，去皮脐用）　桔梗一两（去芦头）　干姜半两（炮裂，锉）　川乌头一两（炮裂，去皮脐）

上件药，捣为细末。每服二钱，以水一中盏，煎至六分，不计时候稍热和滓顿服。

附子散（九）　治阴毒伤寒，唇青面黑，身背强，四肢冷。

附子三分（炮裂，去皮）　桂心半两　当归半两（锉，微炒）　干姜一分（炮裂，锉）　半夏一分（汤洗七次，去滑）　白术半两

上件捣筛为细散。每服三钱，以水一中盏，入生姜半分，煎至六分，去滓，不计时候热服，衣覆取汗。如人行十里未汗再服。

正阳散（十）　治阴毒伤寒，面青，张口出气，心下硬，身不热，只额上有汗，烦渴不止，舌黑多睡，四肢俱冷。

甘草一分（炙微赤，锉）　附子一两（炮裂，去皮脐）　麝香一钱（研细入）　干姜一分（炮裂，锉）　皂荚一梃（去皮，涂酥炙令黄色，去子）

上件捣罗为细末。每服二钱，以水一中盏，煎至五分，不计时候和滓热服。

肉桂散（十一）　治伤寒服冷药过度，心腹胀满，四肢逆冷，昏沉不识人，变为阴毒。

肉桂三分（去皴皮）　赤芍药一两　陈橘皮一两　前胡一两（去芦头）　附子一两（炮裂，去皮脐）　当归一两　白术三分　高良姜三分（锉）　人参一两（去芦头）　吴茱萸半两（汤浸）　厚朴三分（去皮，姜汁炙令香熟）　木香三分

上件捣为粗末。每服四钱，以水一中盏，入枣子三枚，煎至六分，去滓，不计时候稍热频服。

回阳丹（十二）　治阴毒伤寒，面青，手足逆冷，心腹气胀，脉候沉细，宜此治之。

硫黄半两（细研入）　木香半两　荜澄茄半两　附子半两（炮裂，去皮脐）　干姜一分（炮裂，锉）　干蝎半两　吴茱萸半两（汤浸七遍，焙干，微炒）

上件药，捣罗为细末，酒煮面糊为丸，如梧桐子大。每服不计时候，以生姜汤下三十丸，频服二服；复以热酒一盏投之，以厚衣盖取汗。

返阴丹（十三）　治阴毒伤寒，心神烦躁，头痛，四肢逆冷。

硫黄五两　太阴玄精石二两（另研）　硝石二两（另研用）　附子（炮裂，去皮脐）干姜（炮裂，锉）桂心已上各半两

上件药，用生铁铫，先铺玄精末一半，次铺硝石末一半，中间下硫黄末，又着消石盖硫黄，都以玄精盖上讫，用小盏合着，以三斤炭火烧令得所，勿令烟出多，急取瓦盆合着地面，四向着灰盖，勿令烟出，直候冷，取出细研如面；后三味捣罗为末，与前药同研令匀，用

软饭和丸，如梧桐子大。每服十五丸至二十丸，煎艾汤下，频服汗出为度。病重则三十丸。此方甚验。喘促与吐逆者，入口便住。又服此方药三五服，服之不退，便于脐下一寸灸之，须是大段，日夜不住手灸，不限多少壮数，灸之，仍艾炷勿令小，小则不得力。若其人手足冷，小腹硬，即须更于脐下两边各一寸，各安一道，三处脐下灸，仍与当归四逆汤并返阴丹，亦须频服，内外通透，方得解退，若迟慢即便死矣。又若是阴证，加以小便不通，及阴囊缩入小腹，绞痛欲死者，更于脐下二寸石门穴大段急灸之，仍须与返阴丹、当归四逆加吴茱萸生姜汤，慎勿与寻常利小便药也。寻常利小便多是冷滑药，此是阴毒气在小腹所致也。世有医者，见小便不通，便用炒盐及裹热药于脐下便熨，欲望小便通，缘阴气在小腹之间，致被热物熨着，无处出得，即便奔上冲心，往往有死者。

天雄散（十四） 治阴毒伤寒，身重背强，腹中疠痛，咽喉不利，毒气攻心，心下坚强，短气呕逆，唇青面黑，四肢厥冷，其脉沉细而疾。

天雄一两（炮裂，去皮脐） 麻黄半两（去根节） 当归半两（切，微炒） 白术半两 肉桂一两（去粗皮） 半夏半两（汤泡洗七次，去滑） 陈橘皮三分（汤浸，去白瓤，炒） 干姜三分（炮） 川椒一分（去目及闭口者，微炒去汗） 厚朴一两（去粗皮，涂生姜汁炙令香熟）

上件药，捣为粗末。每服五钱，以水一大盏，入生姜半分、枣子三枚，煎至五分，去滓，不计时候稍热服。如人行十里未汗再服。

续添　正元散、退阴散（出《百问方》）

正元散　治伤寒。如觉风寒吹着，四肢头目百骨节疼痛，急煎此药服，如人行五里再服，或连进三服，出汗立差。若患阴毒伤寒，入退阴散半钱同煎。或伤冷伤食，头昏气满，及心腹诸疾，服之无有不取效者。

麻黄（去节秆）　陈皮　大黄（生用）　甘草（炙）　干姜（炮用）　肉桂（去皮）　芍药　附子（炮，去皮用）　茱萸（汤洗，焙炒）　半夏（洗）各等分

上麻黄加一半，茱萸减一半，同为末。每服一大钱，水一盏，生姜三片、枣一枚，煎至七分，热服。如出汗，以衣被盖覆，切须候汗干去衣被。如是阴毒，不可用麻黄，免更出汗。

退阴散　治阴毒伤寒，手足逆冷，脉沉细，头痛腰重，连进三服。小小伤冷，每服一字，入正元散内同煎，入盐一捻。阴毒伤寒，咳逆，煎一服，细细热呷便止。

川乌　干姜各等分

上为粗末，炒令转色，放冷，再捣为细末。每服一钱，水一盏，盐一捻，煎半盏，去滓温服。

葱熨法（十五）　治气虚阳脱，体冷无脉，气息欲绝，不省人；及伤寒阴厥，百药不效。葱以索缠，如绳许大，切去根及叶，唯存白长二寸许，如大饼馅。先以

火煏一面令通热，又勿令灼人，乃以热处搭病人脐连脐下，其上以熨斗满贮火熨之，令葱饼中热气郁郁入肌肉中。须预作三四饼，一饼坏不可熨，又易一饼。良久病人当渐醒，手足温，有汗即差，更服四逆汤辈温其内。昔曾有患伤寒，冥冥不知人，四体坚冷如石，药不可入，用此遂差。

葶苈苦酒汤（十六）　治伤寒七八日，内热不解。

苦酒（米醋是也）一升半　生艾汁半升（无生艾，煮熟艾汁，或用艾根捣取汁用）　葶苈（熬杵膏）一合

上煎取七合，作三服。

阳毒升麻汤（十七）　治伤寒一二日便成阳毒，或服药吐下之后，变成阳毒。腰背痛，烦闷不安，面赤狂言，或走，或见鬼，或下利，脉浮大数，面赤斑斑如锦纹，喉咽痛，下脓血。五日可治，七日不可治也。

升麻二分　犀角屑一分　射干一分　黄芩一分　人参一分　甘草一分

上锉如麻豆大。以水三升，煎取一升半，去滓饮一汤盏，食顷再服，温覆手足出汗，汗出则解。不解重作。

大黄散（十八）　治阳毒伤寒未解，热结在内，恍惚如狂者。

川大黄一两半（切）　桂心三分　甘草一两（炙微赤）　川芒硝二两　木通一两（切）　大腹皮一两（切）　桃仁二十一枚（汤浸，去皮尖双仁，麸炒令微黄）

上件，捣为粗末。每服四钱，以水一中盏，煎至六分，去滓，不计时候温服，以通利为度。

栀子仁汤（十九） 治阳毒伤寒壮热，百节疼痛。

栀子仁一两 柴胡一两半（去苗） 川升麻二两 黄芩二两 赤芍药一两 大青一两 石膏二两 知母一两 甘草半两（炙赤，锉） 杏仁二两（汤浸，去皮尖双仁者，麸炒微黄）

上件，捣为粗末。每服抄四钱，以水一中盏，入生姜半分、豉一百粒，煎至六分，去滓，不计时候温服。

黑奴丸（二十） 时行热病，六七日未得汗，脉洪大或数，面赤目瞪，身体大热，烦躁，狂言欲走，大渴甚；又五六日已上不解，热在胸中，口噤不能言，为坏伤寒，医所不治，弃为死人[1]；或人精魂已竭，心下才暖，发开其口，灌药下咽即活。兼治阳毒及发斑。

大黄二两 釜底煤（研入） 黄芩 芒硝 灶突墨（研入） 梁上尘 小麦奴各一两 麻黄（去节，泡一二沸，焙干秤）三两

上件，捣罗为细末，炼蜜为丸，如弹子大。以新汲水研下一丸。渴者，但与冷水尽足饮之，须臾当寒，寒竟汗出便差。若日移五尺不汗，依前法服一丸，差即止，须微利。小麦奴，乃小麦未熟时，丛中不成麦，捻之成黑勃是也。无此亦得。此药须是病人大渴倍常，燥

① 弃为死人：原作“为死”，脱“弃”、“人”二字，据徐镕本补。

盛渴者，乃可与之。不渴若与之，翻为祸耳。

五积散（二十一） 治阴经伤冷，脾胃不和，及感寒邪。

枳壳五两（麸炒令色黄熟） 官桂（去皮）二两 厚朴三两（去皮净） 人参二两 吴白芷四两（洗净，焙干） 白茯苓三两 芍药三两（洗净） 当归三两（洗） 麻黄（去节）三两 半夏三两（汤洗七遍） 川芎二两 陈橘皮八两（洗，不去瓤） 甘草二两半 干姜三两 苍术二十四两（新者，净洗焙干） 桔梗十二两（紧实白者，洗净，焙干）

上件除枳壳、肉桂外，其余并一处生捣为粗末，分作六分，于大镬内用文武火炒令黄熟，不得焦，用纸摊于板床候冷，入前件枳壳、官桂末，一处和匀，入瓷合盛。每服二钱，水一盏，生姜三片，同煎至七分，去滓服。伤寒，入葱白一茎、豆豉七粒同煎，连服出汗。或脾胃不和，内伤冷食，浑身疼痛，头昏无力，胸膈不利，吃食不下，气脉不和，四肢觉冷，至晚心躁困倦，即入盐少许同煎。或是阴经伤寒，手足逆冷，或睡里虚惊，及虚汗不止，脉细疾，面青呕逆，更宜入附子同煎。加减多少，并在临时。

霹雳散（二十二） 治阴盛隔阳，烦躁，不饮水。

附子一枚（及半两者，炮熟，取出，用冷灰焙之，去皮脐，为粗末） 真腊茶一大钱（细研）

同和，分作二服。每服用水一盏，煎六分，临熟入蜜半匙，放温冷服之。须臾躁止得睡，汗出即差。

火焰散（二十三）　治伤寒恶候。

舶上硫黄　黑附子（去皮，生用）　新腊茶已上各一两（为细末）

上先用好酒一升调药，分大新碗五口中，于火上摊荡令干，合于瓦上，每一碗下烧熟艾一拳大，以瓦搘起，无令火着，直至烟尽冷，即刮取，却细研，入瓷合盛。每服二钱，酒一盏，共煎七分，有火焰起勿讶。伤寒阴毒者，四肢冷，脉沉细，或吐或泻，五心躁烦，胸中结硬，或转早伏阳在内，汤水不得下，或无脉，先吃一服；如吐，却更进一服，后心中热，其病已差，下至脏腑中。表未解者，浑身壮热，脉气洪大，便宜用发表药。或表解者，更不发热，便得眠睡，浑身有汗，方可用调气汤散。如服此药二服不应，勿治之也。

丹砂丸（二十四）　治伤寒阴阳二毒相伏，危恶形证。

舶上硫黄　水银　太阴石　太阳石　玄精石已上各一两（研）　硝石半两

上件药，为末，先用无油铫子，以文武火炒，下诸药末令匀，如灰色，研如粉面，生姜自然汁浸蒸饼为丸，如绿豆大。每服五丸，龙脑、牛黄、生姜、蜜水下，压躁也。若阳毒，枣汤下；阴毒，荏汤下。不得于屋底炒。

卷之十七

五味子汤（二十五）　治伤寒喘促，脉伏而厥。

人参一分　五味子半两　麦门冬（去心）一分　杏仁（去皮尖）一分　橘皮（去白）一分

上锉如麻豆大。入生姜十片、枣子三枚，以水三大白盏，煎至一盏半，去滓，分二服。

豭鼠粪汤（二十六）　疗伤寒病后，男子阴易方。

韭根一大把　豭鼠粪十四枚（鼠屎两头尖者是也）

上二味，以水二升，煎取半升，去滓再煎三沸，温温尽服，必有粘汗出为效。未汗再作服。亦诸般劳复。

竹皮汤（二十七）　疗伤寒后交接劳复，卵肿，腹中绞痛欲绝。

刮竹青皮一升

上一味，以水三升，煮一升半，绞去滓，分服立愈。

续添干姜汤（出《百问方》）　疗妇人得温病，虽差平复，未满一百日，不可与交合，交合为阴易之病。病必拘急，手足拳，皆死。丈夫病，以伤妇人，名为阳易，速当疗之可差，满一百日，不可疗也，宜令服此药。

干姜一分（炮）

上锉如麻豆大。水二盏，煎至六分，温服，汗出得解止，手足伸遂愈。

续添青竹茹汤（出《百问方》） 妇人病未平复，因有所动，致热气上冲胸，手足拘急搐搦，如中风状方。

栝楼根（无黄根者）二两 青竹茹（刮）半升（淡竹者）

上以水二升半，煮取一升二合，去滓，温温作二三服吃，立有效。

续添当归白术汤（出《百问方》） 妇人病未平复，因有所动，小腹急痛，腰胯疼，四肢不任举，身无热发者。

白术一分 当归一分 桂枝一分（去皮） 附子一枚（破分八片，去皮） 生姜半两 甘草一分（炙） 芍药一分 人参一分 黄耆一分（蜜炙）

上锉如麻豆大。以水三升，煮取一升半，去滓，通口服一汤盏，食顷再服一汤盏，温服，微汗便差。

知母麻黄汤（二十八） 伤寒差后，或十数日，或半月二十日，终不惺惺，常昏沉似失精神，言语错谬，又无寒热。医或作鬼祟，或作风疾，多般治不差，或朝夕潮热颊赤，或有寒热似疟，都是发汗不尽，余毒在心胞络之间所致。

知母一两半 麻黄（去节） 甘草（炙） 芍药 黄芩各半两 桂枝（去皮）半两（盛暑可减作一分）

上锉如麻豆大。每服抄五钱，以水一盏半，煎八分，去滓温服，半日可相次二三服，温服令微汗。若心烦不眠，欲饮水，当稍稍与之，令胃中和即愈。未汗须再服之。

鳖甲散（二十九）　伤寒八九日不差，名曰坏伤寒。不能治者，宜此疗之。

升麻　前胡（去芦）　乌梅（去核）　枳实（麸炒，去白）　犀角（镑）　黄芩各半两　生地黄（切）两合　甘草一分（炙）　鳖甲（去裙，米醋炙赤黄，杵碎用）半两

上锉如麻豆大。每服抄五钱匕，水一盏半，煎至八分，去滓温服。

人参顺气散（三十）　治伤寒头疼，憎寒壮热，四肢疼痛。

麻黄（去节秤）一两半　干葛一两　白术一两　甘草一两（炙）　桔梗（去芦）一两　人参一两　干姜半两（炮）　香白芷一两

上捣罗为细末。每服三钱，水一大盏，生姜三片，葱白二寸，煎至八分，通口服。如要出汗，连进二服。

苍术散（三十一）　治伤寒一二日，头疼发热，憎寒，身体疼痛。

麻黄一两（汤洗过，焙干秤）　苍术半两（米泔浸，去皮，切）　石膏一两（煅）　桔梗半两　山茵陈半两（去梗）　甘草半两（炙）

上为细末。每服二钱，水一盏，煎至八分，连服出汗。

麻黄葛根汤（三十二）　治伤寒一日至二日，头项及腰脊拘急疼痛，浑身烦热，恶寒。

麻黄（用沸汤泡一二次，焙干秤）　芍药各三两　干葛四分　葱白七茎　豉一合

上锉如麻豆大。每服四钱，水一盏半，煎一中盏，去滓温服，服了以厚衣盖覆，如人行四五里间再服。良久如未得汗出，更煮葱粥少许，热投之取汗。

败毒散（三十三）　治伤风温疫风湿，头目昏眩，四肢痛，憎寒壮热，项强，目睛疼。寻常风眩拘倦风痰皆服，神效。

羌活（洗去土）　独活（去芦）　前胡（去芦）　柴胡（去苗）　芎䓖　枳壳（麸炒，去瓤）　白茯苓（去皮）　桔梗（去芦头）　人参以上各一两　甘草半两（炙）

上件捣罗为末。每服三钱，入生姜二片，水一盏，煎七分；或沸汤点亦可。老人、小儿亦宜。日三二服，以知为度。烟瘴之地，或温疫时行，或人多风痰，或处卑湿脚弱，此药不可阙也。

独活散（三十四）　治伤风温瘴等疾。

羌活（去芦头）　独活（去芦头）　人参　细辛（去灰土。华阴者佳）　白茯苓（去皮）　枳壳（去心，麸炒通黄用）　防风（去芦）　黄芩（细坚者）　麻黄（沸汤泡三次，焙干秤）　甘草（细锉，炒赤）　蔓荆子　甘菊花已上各一两　石膏（水飞过）二两

上十三味，捣罗为末。每服三钱，水一盏，生姜三

片、薄荷四五叶，同煎至七分，去滓，微热呷。如年高者，以川芎代黄芩。

桂枝石膏汤（三十五）　治伤寒三日外，与诸汤不差，脉势仍数，邪气犹在经络，未入脏腑者，桂枝石膏汤。此方可夏至后代桂枝证用；若加麻黄去节半两，可代麻黄、青龙汤用之也。有汗脉缓为桂枝证，无汗脉紧为麻黄、青龙证。

桂枝半两（去皮）　石膏二两（碎）　黄芩半两　甘草半两　栀子四枚（小者可用八枚）　白药子三分　升麻三分　干葛三分

上锉如麻豆大。每服抄五钱匕，生姜四片，水一盏半，煎取八分，去滓，食顷再服。若得汗，即停后服。

栀子升麻汤（三十六）　治晚发伤寒。三月至夏为晚发。

栀子十枚（切碎）　升麻一两半　生地黄半斤（切碎用）　柴胡（去芦）　石膏各二两半

上锉如麻豆大。每服抄五钱匕，水一盏半，煎至八分，去滓频服。病不解，更作。若头面赤，去石膏，用干葛二两。无地黄，用豉代之。

橘皮汤（三十七）　治伤暑痰逆恶寒。

甘草半两　人参一分　陈橘皮（去白）二两

上为粗末。每服五钱，用青新季竹，轻轻刮上面青茹一团，姜四片、枣一枚，水一盏半，煎至八分，去滓热服。如不恶寒，即宜竹叶汤。

解肌汤（三十八）　治伤寒温病天行，头痛壮热。

葛根一两　黄芩半两　芍药半两　甘草一分（炙）　桂心一分　麻黄三分（去节，汤泡一二沸，焙干用）

上六味锉如麻豆大。每服抄五钱匕，水一盏半，枣子一枚，煮取八分，去滓，日三服。三四日不解，脉浮者，宜重服发汗；脉沉实者，宜下之。

小柴胡加桂汤（三十九）　治疟疾先寒后热。兼治支结。

柴胡八两　人参　甘草（炙）　半夏（汤浸七次，切）　黄芩　桂（去皮）已上各三两

上锉如麻豆大。每服抄五钱匕，水一盏半，生姜七片、枣二枚，煎至八分，去滓，取六分清汁温服，日三夜二。若渴者，去半夏，加人参、栝楼根同煎服之。

白虎加桂汤（四十）　治疟疾但热不寒者。

知母六两　甘草（炙）二两　石膏一斤　粳米二合　桂（去皮秤）三两

上锉如麻豆大。每服五钱，水一盏半，煎八分，去滓服。

柴胡桂姜汤（四十一）　治寒多，微有热；或但寒不热。亦治劳疟之证。

柴胡四两　黄芩一两半　桂枝一两半（去皮）　栝楼根二两　牡蛎（杵碎，炒）　甘草（炙）　干姜各二两

上七味，锉如麻豆大。每服抄五钱，水一盏半，煎至一盏，去滓温服，初服微烦，汗出愈。

疟母煎（四十二）　治久疟不愈，结为癥瘕，寒热。

鳖甲十二分（炙）　黄芩三分　乌扇三分（烧存性用）　柴胡（去苗）六两　鼠妇三分（炒）　干姜（炮）三分　大黄三分　芍药五分　肉桂三分（去皮）葶苈二分（炒）石苇二分（去毛）　紫葳三分　人参一分　厚朴三分（炙）　牡丹皮五分　瞿麦二分　虻虫五分（炒）　阿胶（炒）　蜂窠各四分（炒）　朴硝十二分　蜣螂六分（炙）　半夏（汤洗）一分　桃仁二分（去皮尖）

上捣罗为末，锻灶下灰一斗，清酒一斗五升浸灰，候酒尽一半，着鳖甲于中煮令泛烂如胶漆，绞取汁，内诸药，煎为丸，如梧桐子大。空心服七丸，日三服。有一方无鼠妇、朴硝，加海藻三分、大戟一分。

祛邪丸（四十三）　治疟疾脉浮大，寒热往来，用此吐之。卫州书云：疟寒多热少者，痰多也。然寒多热少而脉浮，则痰无疑矣，可吐之也。若脉迟微者，恶寒，疟耳，宜用柴胡桂姜汤。

恒山　甘草（炙）　大黄　知母各二两　麻黄四两（去节，汤泡一二沸，焙干秤用）

上捣罗为末，炼蜜为丸，如梧桐了大。每服十五丸，面向东，清净水吞下。

猪胆鸡子汤（四十四）　治伤寒五六日斑出者。

猪胆汁三合　鸡子一枚　苦酒三合

上三味，和合。煎三沸，强人尽服，羸人煎六七沸服，汗出即差。

萎蕤汤（四十五）　治风湿。兼疗冬温，及春月中风伤寒发热，头眩痛，喉咽干，舌强，胸内疼痞满，腰背强。

萎蕤三分　石膏一两（杵碎）　白薇半两　麻黄半两（汤泡，焙干秤）　川芎半两　葛根半两（生者可用二两尤佳）　大羌活（去芦）半两　甘草（炙）半两　杏仁（去皮尖双仁者，捶碎）半两　青木香一分（冬一两始，春用半两炒）

上锉如麻豆大。每服五钱，水一盏半，煎一盏，日三四服。

知母干葛汤（四十六）　治风湿身体灼热甚者。

知母三钱　干葛八钱　石膏六钱　甘草二钱（炙）黄芩二钱　木香二钱　升麻二钱　萎蕤五钱　天南星二钱（生）　人参二钱　防风二钱　麻黄（去节）四钱（汤泡，焙秤）　杏仁二钱（炒）　川芎二钱　羌活二钱

上锉如麻豆大。每服五钱，水一盏半，煎至一盏，去滓服。未知再服之。

栝楼根汤（四十七）　治风温加渴甚者。

栝楼根三分　石膏二两　人参半两　防风半两　甘草半两（炙）　葛根一两半（生用。干者只三钱）

上锉如麻豆大。每服抄五钱匕，用水一盏半，煎至一中盏，去滓温服。

汉防己汤（四十八）　治风温脉浮，身重汗出者。

汉防己四两　甘草二两（炙）　黄耆二两（蜜炙用）　白术三两

上锉如麻豆大。每服五钱匕，生姜四片、大枣一枚，水一盏半，煎取一中盏，去滓，饮讫，仍坐被中，汗出如虫行，或被卧取其汗。

老君神明散（四十九）　辟疫疠。

白术二两　桔梗一两　附子二两（炮，去黑皮用）乌头四两（炮，去皮脐）　真华阴细辛一两

上五味，捣粗筛，缝绢囊盛带之，居闾里皆无病。若有疫疠者，温酒服方寸匕，覆取汗，得吐即差。若经三四日，抄三寸匕，以水二碗，煮令大沸，分三服。

务成子萤火丸（五十）　主辟疾疫恶气，百鬼虎狼，蛇虺蜂虿诸毒，五兵白刃，盗贼凶害，皆辟之。

萤火　鬼箭（削取皮羽）　蒺藜各一两　雄黄　雌黄　矾石各二两（烧汁尽）　羖羊角　锻灶灰　铁锤柄（入铁处烧焦）各一两半

上九味，捣筛为散，以鸡子黄并丹雄鸡冠一具和之，如杏仁大。作三角绢囊盛五丸，带左臂，仍更挂户上。

续添圣散子方（此药性温，若阳证有热，不可轻服之。圣散子）　苏内翰云：昔尝览《千金》三建散方，于病无所不治，而孙思邈特为著论，以谓此方用药节度，不近人情，至于救急，其验特异。乃知神物效灵，不拘常制；至理开感，智不能知。今予所谓圣散子者，殆此类也。自古论病，惟伤寒为至危急，表里虚实，日数证候，应汗下之类，差之毫厘，辄至不救。若时毒流行，用圣散子者，一切不问，阴阳之感，连服取差，不

可与伤寒比也。若疾疫之行，平旦辄煮一釜，不问老幼良贱，各一大盏，即时气不入其门，平居无病，能空腹一服，则饮食倍常，百疾不生，真济世之宝也。其方不知其所从出，而故人巢君世宝之，以治温疫，百不失一。予既得之，谪居黄州，连年大疫，所全活者，不可胜数。巢君初甚惜此方，指江水为盟，约不传人。余切隘之，以传蕲水道人庞安常。庞以医闻于世，又善著书，故以授之，且使巢君之名与此方同不朽。东坡居士序。

草豆蔻十枚（去皮，面裹炮） 木猪苓（去皮） 石菖蒲 茯苓 高良姜 独活（去芦头） 附子（炮，去皮脐） 麻黄（去根节） 厚朴（去皮，姜汁炙） 藁本（去沙土） 芍药 枳壳（去瓤，麸炒） 柴胡（去芦头） 泽泻 细辛（华阴者） 防风（去芦头） 白术 藿香 半夏（姜制）各半两 甘草一两（炙）

上锉如麻豆大。每服五钱，水一盏半，煮取八分，去滓热服；余滓两服合为一服，重煎，空心服之。

调中汤（五十一） 治夏末初秋，忽有暴寒，折于盛热，热结于四肢，则壮热头痛，寒伤于胃，则下利，或血、或水、或赤，壮热迷闷，脉数，宜下之。

大黄（去皮）三分 葛根 黄芩 芍药 桔梗（去芦） 藁本（真者无，则以芎代之） 茯苓（去皮） 白术 甘草（炙）已上各半两

上锉如麻豆大。每服五钱，水一盏半，煮取一中盏，移时再服之，得快利壮热便歇。小儿辈减与服之。

凡秋夏旱热积日，或有暴寒折之，热无可散，喜搏着肌中，作壮热气也。胃为六腑之表，最易为暴寒伤之而下也。虚冷人亦不壮热，但下利，或霍乱也，不宜服此。少实人可服。五石人喜壮热，适与药断下，则加热喜闷而死矣。亦不止，便作痹热毒，壮热甚，不歇则剧，是以宜调中汤下，和其胃气也。调中汤去大黄，即治风温证，兼治阳病因下遂协热利不止；及伤寒不因下，自利，表不解，而脉浮数者。皆可去大黄煎之，殊验也。

射干汤（五十二）　治初秋夏月暴雨冷，及天行暴寒，其热喜伏于内，咳嗽曲折，不可得气息，喉哑失声，干嗽无唾，喉中如哽。

射干二两　半夏五两（洗）　杏仁三两（去皮尖双仁，炒）　生姜四两（炮）　甘草二两（炙）　紫菀二两　肉桂二两　枳实二两（炙）　当归二两　橘皮二两　独活二两　麻黄二两（去节，汤泡，焙秤）

上锉如麻豆大。每服五钱匕，水一盏半，煎至八分，去滓温服。

半夏桂枝甘草汤（五十三）　治伏气之病。谓非时有暴寒中人，伏气于少阴经，始不觉病，旬月乃发，脉便微弱，法先咽痛，似伤寒，非咽痹之病，次必下利。始用半夏桂枝甘草汤主之，次四逆散主之。此病只二日便差，古方谓之肾伤寒也。

甘草（炙）　半夏（汤洗）　桂心

上等分，锉如麻豆大。每服四钱匕，水一盏半，煎至七分，放冷，少少含细咽之，入生姜四片煎服。

麻黄杏子薏苡甘草汤（五十四）　病人一身尽疼，发热，日晡所剧者，名风湿。此病因伤于汗出当风，或久伤取冷所致之也。

麻黄（去节秤，汤泡）二分　甘草一分（炙）　薏苡仁半两　杏仁十枚（去皮尖，炒）

上锉如麻豆大。每服四钱匕，水一盏半，煎至八分，去滓，有微汗，温服避风。

防己黄耆汤（五十五）　治风湿，脉浮身重，汗出恶风。

防己一两　甘草半两（炙）　白术三分　黄耆一两一分（去芦）

上锉如麻豆大。每服抄五钱匕，生姜四片、大枣一枚，水一盏半，煎至八分，去滓温服，良久再服。喘者，加麻黄半两；胃中不和者，加芍药三分；气上冲者，加桂枝三分；下有陈寒者，加细辛三分。服后当如虫行皮中，从腰下如冰，后坐被上，又以一被绕腰以下，温令微汗差。

杏仁汤（五十六）　疗风湿身体疼痛，恶风微肿。

桂心二两　麻黄一两（去节，汤泡，焙秤用）　芍药一两　天门冬一两（去心）　杏仁二十五枚（去皮尖双仁，炒）

上锉如麻豆大。每服五钱匕，生姜四片，水一盏半，煎至八分，去滓温服。

小续命汤（五十七）　治中风及脚气痹弱，不能转侧者。又兼治小儿慢惊风。

附子（生，削去皮脐）五钱　防风一两半　芍药　白术　人参　川芎　麻黄（去节，汤泡三次，焙干）　防己　黄芩　桂枝　甘草各一两

上锉如麻豆大。每服五钱匕，水一盏半，煎至一盏，去滓，取八分清汁，入生姜汁，再煎一二沸，温服，日三夜二。若柔痉自汗者，去麻黄；夏间及病有热者，减桂枝一半；冬及始春，去黄芩。

附术散（五十八）　治伤寒手足逆冷，筋脉拘急，汗出不止，项强直，摇头口噤。

附子一两（炮）　白术一两　川芎三钱　独活半两　桂心二钱

上捣罗为末。每服三钱，水一中盏，枣子二枚，同煎至五分，温服。

桂心白术汤（五十九）　治伤寒阴痉，手足厥冷，筋脉拘急，汗出不止者。

白术　桂心　附子（炮，去皮脐）　防风（去芦头）　芎䓖　甘草（炙微赤）各一两五钱

上锉如麻豆大。以水二盏，药五钱，生姜四片、枣三枚，同煎至八分，去滓温服。

附子防风散（六十）　治伤寒阴痉，闭目合面，手足厥逆，筋脉拘急，汗出不止者。

白术一两　白茯苓三分　柴胡一两半（去苗）　五味子一两　干姜三分（炮裂，切）　甘草三分（炙微赤，切）　附子三分（炮裂，去皮脐）　桂心半两　防风三分（去芦头）

上件药，捣筛粗散。每服三钱，以水一盏，入生姜四片，煎至六分，去滓，不计时候温服。

八物白术散（六十一）　治伤寒阴痉，三日不差，手足厥冷，筋脉拘急，汗不出，恐阴气内伤。

白术半两　白茯苓半两　麻黄半两（去节泡三沸，焙）　五味子半两　桂心三分　高良姜一分　羌活半两　附子三分（炮裂，去皮脐）

上件药，捣筛粗散。每服四钱，以水一大盏，入生姜四片，煎至五分，去滓，不计时候温服。

柴胡半夏汤（六十二）　治痰热头疼。利膈，除烦闷。手足烦热，荣卫不调，肢节拘倦，身体疼痛，嗜卧少力，饮食无味。兼治五饮，消痰癖。

柴胡八两　人参三两　半夏二两半（洗）　甘草三两（炙）　黄芩三两　白术二两　麦门冬三两（去心）

上锉如麻豆大。每服抄五钱匕，水一盏半，生姜五片、枣子一枚，煎至八分，去滓温服。

金沸草散（六十三）　治伤寒中脘有痰，令人壮热头痛，项筋紧急，时发寒热，皆类伤风，但不头痛为异耳。

前胡三两　荆芥四两　半夏一两（净洗，姜汁浸）　赤芍药二两　细辛一两　甘草一两（炙）　旋覆花三两

上件捣罗为末。每服二钱，水一盏，生姜五片、枣子一枚，同煎至六分，去滓热服，未知再服。

卷之十八

大半夏汤（六十四）　治痰饮，及脾胃不和。

半夏不拘多少，如法汤洗了，薄切干焙。每遇膈间有寒痰，用半夏、白茯苓、生姜各一分，细切，水二盏半，煎至一盏，滤去滓，临睡温呷。如有热痰，加炙甘草一分；如脾胃不和，去甘草，入陈橘皮一分同煎。

越婢汤（六十五）　治风痹脚弱。

石膏四两　附子一两（炮，去皮脐）　白术二两　甘草一两（炙微赤）　麻黄三两（去节，汤泡焙干）

上件锉如麻豆大。每服四钱，以水一盏半，生姜三片、枣子一枚，煎至八分，去滓服。

脾约丸（六十六）　治老人津液少，大便涩；及脚气有风，大便结燥者。

大黄二两（酒浸，焙干）　厚朴（刮去皮，用姜汁炙）　枳壳（麸炒，去瓤）　白芍药已上各半两　麻子仁一两半（微炒）　杏仁（去皮尖，麸炒）三分

上为细末，炼蜜和杵千下，丸如梧桐子大。每服二十丸，温水下，不拘时候。未知，加五丸十丸。止下利，服糜粥将理。

黑神丸（六十七）　治温疫时气有积食者。

巴豆（新好者）一两（轻捶去皮，以急流水约二碗

浸一宿，然后更煮三五十沸后，冷漉出，去心膜，以帛子拭去水，然后研如膏，用厚纸十数层裹，以重物压去油）　五灵脂二分（黑色者为上）　杏仁半两（烧过后研，入药再研）　大戟半两（生用，去皮，里面如粉白者为妙）　荆三棱半两（生用）　豆豉二两（须要新软者为妙，不得令晒干，与巴豆膏同研匀细）

上三味，为极细末，方始入巴豆、豆豉研匀，后入杏仁更研令匀细，别入飞罗面半匙，以井花水调如糊，渐次拌药，搜和得所，入臼中捣三二千下，丸如绿豆大，晒干，入瓷合内，频晒，或微火焙亦得。如遇伤寒有食积者，脉沉结，身休不热，即下之。量患人脏腑虚实加减丸数服用，煎姜枣汤吞下，取微利为度，不可太过。溏泄身热，下之则为痞气结胸。若病在上可吐者，同生姜干嚼三五丸。

神功丸（六十八）　治三焦气壅，心腹痞闷，六腑风热，大便不通，津液内枯，大肠干涩，里急后重，或下鲜血，痰唾稠粘，风气下流，腰疼脚重，脐下胀痛，溺赤如金。

大黄三两　人参半两　麻子仁五两（另研）　诃子皮（炮取）二两

上杵研为细末，炼蜜为丸，如梧桐子大。每服二十丸，温水下，日三服，以通利为度。产后大便秘者，每服十丸，米饮下。

五柔丸（六十九）　治老人、虚人脚气，亡津液，虚秘，大便结。调补三焦。

大黄四两　前胡一两　半夏（洗七次）　苁蓉（酒浸）　芍药　茯苓（去皮）　细辛　当归　葶苈（炒）各半两

上捣罗为细末，炼蜜为丸，如梧桐子大。温水下二十丸，以通利为度。

大三脘散（七十）　治三焦气逆，胸膈虚痞，两胁气痛，面手浮肿，大便秘涩。兼治脚气。

独活一两　白术三分　甘草三分（微炙）　干木瓜（切，焙干秤）一两　紫苏一两　大腹皮一两（炙黄用）陈橘皮三分　沉香一两　木香三分　川芎三分　槟榔三分

上十一味，同一处杵为粗散。每剂秤一两，水二盏，同煎至一盏，去滓，分二服，带温服，取便利为效。如能临晚常进半剂，依法煎服，即腑脏调和。风气人多秘滞，数宜服之，未通利者，依法煎服。此药极不虚人气血，经验多矣。脚气心腹气闷，大便秘滞者良。

槟榔散（七十一）　治脚肿。

橘叶一大握　沙木一握　小便半盏　酒半盏（同已上药煎）

上煎数沸，调槟榔末二钱，食后服。

薏苡仁酒法（七十二）　治脚痹。

薏苡仁　牛膝各二两　海桐皮　五加皮　独活　防风　杜仲（姜汁炙）已上各一两　白术半两　枳壳一两（炒）　生干地黄二两半

上锉为粗末，以生绢袋内无灰酒五升浸，春秋冬二

七日，夏月盛热，分作数剂，逐旋浸酒。每日空心温服一盏或半盏，日三四服，常令酒气醺醺不绝。久服觉皮肤下如数百条虫行，即风湿气也。

木瓜散（七十三）　治脚气。

大腹皮一枚　紫苏一分　干木瓜一分　甘草一分（炙）　木香一分　羌活一分

上细锉为散，分作三服。每服用白水一盏，煎至半盏，去滓，通口服。

葱豉汤（七十四）　治伤寒一二日，头项腰背痛，恶寒，脉紧无汗者，此汤主之。

豆豉二大合　葱白十五茎　麻黄四分（去节）　干葛八分

上件，以水二升，先煎麻黄六七沸，掠去白沫，干葛煎二十余沸，下豉煎取八大合，去滓，分二次温服，如人行五六里。服讫良久，煮葱豉汤热吃，即取汗。

连须葱白汤（七十五）　治伤寒已发汗，或未汗，头疼如破。

生姜二两　连须葱白（寸切）半升

上以水二升，煮一升，去滓，分作二三服。服此汤不差者，服葛根葱白汤。

葛根葱白汤（七十六）　治头疼不止。

葛根　芍药　知母各半两　葱白一把　川芎一两　生姜一两

上锉如麻豆大。水三升，煎一升半，去滓，每服一汤盏。

雄鼠屎汤（七十七）　治劳复。

栀子十四枚（擘）　枳壳三枚（炒）　雄鼠屎二七枚（即两头尖）

上为粗末。每服四钱，水一盏半，入葱白二寸、香豉三十粒，同煎一盏，分作二服。勿令病人知鼠屎。

黄芩芍药汤（七十八）　治鼻衄。

黄芩三分　芍药　甘草（炙）各半两

上为粗末。每服三钱，水一盏，煎至六分，去滓温服。

酒蒸黄连丸（七十九）　治暑毒伏深，累取不差，无药可治。伏暑发渴者，此方尤妙。

黄连四两（以无灰好酒浸面上约一寸，以重汤熬干）

上捣罗为细末，糊为丸，如梧桐子大。滚水下三五十丸，胸膈凉、不渴为验。

茅花汤（八十）　治鼻衄不止。

茅花一大把，水三盏，煎浓汁一盏，分作二服即差。如无花，以根代之。

枳实理中丸（八十一）　治伤寒结胸欲绝，心膈高起，手不得近者，宜此治之。

茯苓二两　人参二两　枳实十六片（麸炒）　白术二两　干姜二两（炮）　甘草二两（炒）

上捣罗为细末，炼蜜为丸，如鸡子黄大。每服一丸，热汤化下，连进二三服，胸中豁然。渴者，加栝楼根二两；下利者，加牡蛎二两煅之。

小半夏加茯苓汤（八十二）　治诸呕哕，心下坚痞，膈间有水痰，眩悸者。

半夏五两（汤浸洗七遍）　白茯苓三两（去皮）

上锉如麻豆大。每服半两，水三盏，煎至一盏，秤生姜四钱，取自然汁；投药中，更煎两沸，热服，不拘时。

桔梗枳壳汤（八十三）　治伤寒痞气，胸满欲绝。

桔梗　枳壳（麸炒，去瓤）各一两

上锉如麻豆大。以水二盏，煎至一盏，去滓，分二服。

赤茯苓汤（八十四）　治伤寒呕哕，心下满，胸膈间宿有停水，头眩心悸。

赤茯苓一两　芎䓖半两　半夏半两（汤洗七遍去滑）　人参一两（去芦头）　白术半两　陈橘皮一两（汤浸去白瓤，焙）

上件药，捣罗为粗末。每服四钱，水一盏半，生姜五片，煎至七分，去渣温服，不拘时候。

香薷散（八十五）　治阴阳不顺，清浊相干，气射中焦，名为霍乱。此皆由饱食腥脍，复啖乳酪，海陆百品，无所不餐，多饮寒浆，眠卧冷席，风冷之气，伤于脾胃，诸食结而不消，阴阳二气，壅而不反，阳气欲降，阴气欲升，阴阳交错，变成吐利不已，百脉昏乱，荣卫俱虚，冷[1]搏于筋令转筋，宜服此方。

---

① 冷：原误作“令”，据徐镕本改。

厚朴（去皮）二两　香薷（穗）一两半　黄连二两（二味入生姜四两同杵，炒令紫色用）　一方有白扁豆尤良

上捣为粗末。每服三钱，水一盏，酒半盏，同煎至七分，去滓，用新汲水频频浸换，令极冷，顿服之，药冷则效速也。仍煎服时，不得犯铁器，慢火煎之。兼治非时吐利霍乱，腹中撮痛，大渴烦躁，四肢逆冷，冷汗自出，两脚转筋，疼痛不可忍者。须井中沉令极冷，顿服之，乃有神效。

犀角地黄汤（八十六）　治伤寒及温病，应发汗而不发汗，内有瘀血，鼻衄吐血，面黄，大便黑。此方主消化瘀血。兼治疮疹出得太盛，以此解之。

芍药三分　生地黄半斤　牡丹皮（去心）一两　犀角一两（屑，如无，以升麻代之）

上锉如麻豆大。每服五钱匕，水一盏半，煎取一盏。有热如狂者，加黄芩二两；其人脉大来迟，腹不满，自言满者，为无热，更不用黄芩也。

黄连解毒汤（八十七）　治时疾三日已汗解，或因饮酒复剧，苦烦闷，干呕，口燥，呻吟错语，不得卧。

黄连三分　黄柏半两　黄芩一两　栀子四枚（擘）

上锉如麻豆大。每服五钱，水一盏半，煎取一汤盏，去滓服，未知再服，进粥，以此渐差。《外台》云：凡大热盛，烦呕，呻吟错语，不得眠，皆传此方。诸人用之亦效。此直解热毒，除酷热，不必饮酒剧者。

酸枣汤（八十八）　治伤寒吐下后，心烦乏气，昼

夜不眠。

酸枣仁四升　甘草一两（炙）　知母二两　茯苓三两（去皮）　川芎三两　干姜三两　麦门冬一升（去心）

上为粗末。每服四钱，水一盏，煎至七分，去滓温服。

栀子乌梅汤（八十九）　治伤寒后，虚烦不得眠，心中懊侬。

栀子半两　黄芩半两　甘草半两（炙微赤）　柴胡一两　乌梅肉十四枚（微炒用）

上为粗末。每服四钱，水一盏半，生姜二片、竹叶十四片、豉五十粒，煎至七分，去滓温服。

橘皮干姜汤（九十）　治哕。

橘皮　通草　干姜（炮）　桂心各二两　人参一两　甘草（炙）二两

上锉如麻豆大。每服四钱，水一盏，煎至六分，去滓温服，日进三服。

羌活附子散（九十一）　治咳逆。

羌活　附子（炮）　茴香（微炒）各半两　木香　干姜（炮）各大枣许大

上为细末。每服二钱，水一盏，盐一捻，同煎一二十沸，带热服，一服即止。

半夏生姜汤（九十二）　治哕欲死。

生姜二两（切）　半夏（洗）一两一分

上以水二盏，煎至八分，去滓，分二服。

黑膏（九十三）　疗温毒发斑。

好豉一升　生地黄半斤（切）

上二味，以猪膏二斤，合露之，煎令三分减一，绞去滓，用雄黄、麝香如大豆者，内中搅和，尽服之，毒便从皮中出则愈。忌芜荑。

葛根橘皮汤（九十四）　疗冬温未即病，至春被积寒所折，不得发，至夏得热，其寒解，冬温始发，肌中斑烂，瘾疹如锦纹而咳，心闷，但呕吐青汁，服此汤即静。

葛根　橘皮　杏仁（去皮尖，研炒）　知母　黄芩　麻黄（去节，汤泡）　甘草（炙）各半两

上锉如麻豆大。每服五钱，以水一大盏半，煎至一中盏，去滓温服。

玄参升麻汤（九十五）　治伤寒发汗、吐、下后，毒气不散，表虚里实，热发于外，故身斑如锦纹，甚则烦躁谵语。兼治喉闭肿痛。

玄参　升麻　甘草（炙）各半两

上锉如麻豆大。每服抄五钱匕，以水一盏半，煎至七分，去滓服。

大青四物汤（九十六）　治伤寒热病十日已上，发汗及吐、利后，热不除，身上斑出者。

大青四两　豆豉八合　阿胶一两（炙）　甘草一两（炙）

上锉如麻豆大。每服抄五钱匕，以水一盏半，煎至一盏，旋入胶再煎令烊。

知母桂心汤（九十七）　治伤寒后不差，朝夕有热如疟状。

知母一两　麻黄一两（去节）　甘草一两（炙）　芍药一两　黄芩一两　桂心一两

上锉如麻豆大。每服四钱，水一盏半，生姜四片，煎一盏，去滓，取八分清汁，温热服，日三，温覆令微汗。若心烦不眠，其人欲饮水，当稍与之，令胃中和则愈。

三黄丸（九十八）　治吐血黄疸。

黄连三两　大黄一两　黄芩二两

上捣罗为细末，炼蜜为丸，如梧桐子大。每服十五丸，滚白汤送下。

桔梗半夏汤（九十九）　治伤寒冷热不和，心腹痞满，时发疼痛。顺阴阳，消痞满。

桔梗一两（微炒，细切）　半夏一两（姜汁制）　枳实半两（麸炒赤用）　陈橘皮（汤浸，去瓤，焙干）已上各一两

为末。每服四钱，水一钟，姜三片，煎七分，去滓热服。

三黄熟艾汤（一百）　治伤寒四五日而大下，热利时作，白通汤诸药多不得止，宜服此汤除热止利。

黄芩　黄连　黄柏各三分　熟艾半鸡子大

上锉如麻豆大。以水二大盏，煎至七分，去滓温服。

薤白汤（一百一）　伤寒下利如烂肉汁，赤滞下，

伏气腹痛，诸热毒，悉皆治之。

豉半斤（绵裹）　薤白一把　栀子七枚（大者，破之）

上锉如麻豆大。以水二升半，先煎栀子十沸，下薤白煎至二升许，下豉煎取一升二合，去滓，每服一汤盏。

赤石脂丸（一百二）　伤寒热利。

黄连　当归各二两　赤石脂　干姜（炮）各一两

上捣罗为末，炼蜜为丸，如梧桐子大。每服三十丸，米饮吞下，日三服进之。

地榆散（一百三）　治伤寒热毒不解，日晚即壮热腹痛，便痢脓血，并宜治之。

地榆一两（切）　犀角屑一两　黄连一两（去须，微炒）　茜根一两　黄芩一两　栀子仁半两

上件药捣为粗末。每服四钱，以水一盏，入薤白五寸，煎至六分，去滓，不计时候温服。

黄连阿胶汤（一百四）　治伤寒热毒入胃，下利脓血。

栀子仁半两　黄柏一两（微炙，切）　黄连二两（去须，微炒）　阿胶一两（切碎，炒令黄）

上件药捣为粗末。每服四钱，用水一盏，煎至七分，去滓，不拘时候温服。

桃仁汤（一百五）　治䘌（女力，切。虫食病）。

槐子（碎）一两　艾叶一两　大枣十五枚（去核）　桃仁一两（去皮尖双仁，炒）

上以水二大盏半，煎至一盏半，分三服。

黄连犀角汤（一百六）　治伤寒及诸病之后，内有疮出下部者。

黄连半两　乌梅七个　木香一分　犀角一两（如无，以升麻代用之）

上以水二大盏半，煎至一盏半，分三服。

雄黄锐散（一百七）　治下部䘌疮。

雄黄（研）　青葙子　苦参　黄连各二分　桃仁（去皮尖，研）一分

上为散。以生艾捣汁和如枣子核大，绵裹内下部。扁竹汁更佳。冬间无艾，只用散绵裹内下部亦得。

百合知母汤（一百八）　治百合病发汗后者。

百合七枚　知母三两（切）

上先以水洗百合，渍一宿，当白沫出，去其水，更以泉水二升，煎取一升，去滓，别以泉水二升煎知母，每服一升，去滓后合和，重煎取一升五合，分温再服。

滑石代赭汤（一百九）　治百合病下之后者。

百合七枚（劈）　滑石三分（碎，绵裹）　代赭如弹丸大一枚（绵裹）

上先以水洗百合，渍一宿，当白沫出，去其水，更以泉水二升，煎取一升，去滓，别以泉水二升煎滑石、代赭取一升，去滓后合和，重煎取一升五合，分温服。

鸡子汤（一百十）　治百合病吐之后。

百合七枚（劈）　鸡子黄十枚

上先以水洗百合，渍一宿，当白沫出，去其水，更

以泉水二升，煎一升，去滓，内鸡子黄搅匀，煎五分，温服。

百合洗方（一百十一） 治百合病一月不解，变成渴者。

上以百合一升，以水一斗渍之一宿，以洗身；洗已，食煮饼，勿以盐豉也。

百合地黄汤（一百十二） 治百合病不经吐、下、发汗，病形如初。

百合七枚（劈） 生地黄（汁）一升

上以水洗百合，渍一宿，当白沫出，去其水，更以泉水二升，煎取一升，去滓，内地黄汁，煎取一升五合，分温再服。中病勿更服，大便当如漆。

栝楼牡蛎散（一百十三） 治百合病渴不差。

栝楼根 牡蛎（熬）等分

上捣罗为散。饮服方寸匕，日进三服。

滑石散（一百十四） 治百合病变发寒热。

百合一两（炙） 滑石三两

上杵罗为散。饮服方寸匕，日进三服。当微利者，止勿服之，寒热则除。

治中汤（一百十五） 治脾胃伤冷物，胸膈不快，腹疼，气不和。

人参 干姜（炮） 白术 甘草（炙） 陈橘皮（汤洗） 青橘皮

上各等分，为细末。每服三钱，水一中盏，煎数沸，热服；寻常入盐点之。

阳旦汤（一百十六）　治中风伤寒，脉浮，发热往来，汗出恶风，项强，鼻鸣干呕。

桂心　芍药已上各三两　甘草　黄芩各二两

上锉如麻豆大。每服五钱，水一盏半，枣子一枚、生姜三片，煎至一盏，取八分清汁，温服。自汗者，去桂心，加附子一枚炮；渴者，去桂心，加栝楼三两；利者，去芍药、桂，加干姜三两；心下悸者，去芍药，加茯苓四两；虚劳里急者，正阳旦汤主之。煎时入胶饴为佳。若脉浮紧，无汗发热者，不可与也。

白虎加苍术汤（一百十七）　治湿温多汗。

知母六两　甘草（炙）二两　石膏一斤　苍术三两　粳米三两

上锉如麻豆大。每服五钱，水一盏半，煎至八九分，去滓，取六分清汁，温服。

七味葱白汤（一百十八）　许仁则治伤寒，或因起动劳复，或因吃食稍多，皆成此候。若复甚者，一如伤寒。初有此证，宜服此汤。

干葛（切）三合　新豉半合（绵裹）　葱白（连须者，切）半升　生姜（切）一合　麦门冬（去心）三两　干地黄三两　劳水四升（以杓扬之一千遍，名曰劳水）

上七味，用劳水煎之三分减二，去滓，分二服，渐渐服取汗。

增损四顺汤（一百十九）　治少阴下利，手足冷，无热候者。

甘草二两（炙）　人参二两　龙骨二两　黄连　干姜（炙）一两　附子一枚（炮，去皮脐）

为细末。每服三钱，水一盏，煎至七分，日三服。不差，复作甚良。若下利腹痛，加当归二两；呕者，加橘皮一两。

化斑汤（一百二十）　治斑毒。

人参半两　石膏半两　萎蕤　知母　甘草各一分

上锉如麻豆大。每服抄五钱匕，水一盏半，入糯米一合，煎至八分，取米熟为度，去滓温服。

官局桔梗汤（一百二十一）　治干呕。

桔梗　半夏　陈橘皮各一两　枳实半两

为粗末。每服三钱，水一盏，生姜五片，煎七分，服之。

麻黄加术汤（一百二十二）　治中湿。

麻黄一两半（去节，汤泡）　甘草半两（炙）　桂枝一两（去皮）　苍术半两　杏仁三十五枚（去皮尖）

上锉麻豆大。每服五钱，水一盏半，煎八分，温服。

竹皮大丸（一百二十三）　治虚烦。

生竹茹二分　石膏三分　桂心一分　甘草三分（炙）　白薇一分

上为细末，枣肉丸，弹子大。米饮服一丸，日三夜一。有热者，倍白薇；烦喘者，加枳实一分。

《古今录验》橘皮汤（一百二十四）　疗春冬伤寒，秋夏冷湿咳嗽，喉中鸣声，上气不得下，头痛方。

陈橘皮　紫菀　麻黄（去节，汤泡）　杏仁（去皮尖）　当归　桂心　甘草（炙）　黄芩各半两

上锉如麻豆大。每服抄五钱匕，用水一盏半，煎至一盏，去滓服。

黄连橘皮汤（一百二十五）　治温毒发斑。

黄连四两（去毛）　陈橘皮（去白）　杏仁（去皮尖）　枳实（炙）　麻黄（去节，汤泡）　葛根各二两　厚朴（姜汁制）　甘草各一两（炙）

上锉如麻豆大。每服抄五钱匕，用水一小盏半，煎至一盏，去滓服。下利当先止。

麦门冬汤（一百二十六）　治劳气欲绝。

麦门冬一两（去心）　甘草（炙）二两

上锉如麻豆大。先用水二小盏，入粳米半合，煎令米熟，去米，约得水一小盏半，入药五钱、枣二枚、竹叶十五片，同煎至一盏，去滓温服。不能服者，绵滴口中。

卷之十九

此一卷论妇人伤寒。古人治病，先论其所主，男子调其气，妇人调其血。血室不畜，则二气和谐；血室凝结，水火相刑。伤寒气口紧盛即宜下，人迎紧盛即宜汗。妇人左关浮紧不可下，当发其汗，以救其血室，荣卫得和，津液自通，浃然汗出而解。仲景云：妇人伤寒，经水适断，昼日明了，暮则谵语，如见鬼状，此为热入血室，无犯胃气及上二焦。无犯胃气者，言不可下也，小柴胡汤主之。若行汤迟，则热入胃，令津燥中焦，上焦不荣，成血结胸状，须当针期门也。五行相克以生，相扶以出。平居之日，水常养于木，水木相生，则荣养血室；血室不畜，脾无蕴积；脾无蕴积，则刚燥不生；刚燥既生，若犯胃气，则昼夜谵语喜忘，小腹满，小便利，属抵当汤证也。伤寒胃实谵语宜下之，妇人热入血室谵语者不可下耳。虽然妇人伤寒与男子治法不同，男子先调气，妇人先调血，此大略之词耳。要之脉紧无汗名伤寒，脉缓有汗为伤风，热病脉洪大，中暑脉细弱，其证一也。假如中暍用白虎，胃实用承气，岂必调血而后行汤耶？仲景《伤寒论》所以不分妇人，良亦以此。学者皆可随病于男子药证中，以意选用也。若妊妇伤寒，药性须凉，慎不可行桂枝、半夏、桃仁等药。小柴胡去半夏，名黄龙汤，盖为妊妇而去也。大抵产前先安胎，产后先补益，次服伤寒药，若病稍退则止药，不可尽剂，此为大法。黄帝问：妇人重身，毒之何如？岐伯曰：有故无殒，亦无殒也。大积大聚，其可犯也，衰其大半而止，过者死。

妇人伤寒药方

男子妇人伤寒，仲景治法别无异议，比见民间有妇人伤寒方书，称仲景所撰，而王叔和为之序。以法考之，间有可取，疑非古方也，特假圣人之名，以信其说于天下。今取《金匮玉函》治妇人伤寒与俗方中可采者，列为一卷，虽不足以尽妇人伤寒之详，并可于《百问》中参用也。

小柴胡汤（一）　妇人伤寒发热，经水适来，昼日明了，暮则谵语，如见鬼状者，此为热入血室，无犯胃气及上二焦，宜小柴胡汤。方见第十卷中。

妇人中风七八日，续得寒热，发作有时，经水适断，此为热入血室，其血必结，故使如疟状，宜以小柴胡汤服之。方见第十卷中。

刺期门穴（二）　妇人伤寒，发热恶寒，经水适来，得七八日，热除脉迟，身凉和，胸胁下满，如结胸状，谵语者，此为热入血室也，当刺期门，随其实而取之。期门穴见第二卷中。

泻心三黄汤（三）　妇人伤寒六七日，胃中有燥屎，大便难，烦躁谵语，目赤，毒气闭塞，不得流通。

蜀大黄　鼠尾黄芩　鸡爪黄连各等分

上捣为粗末。每服四钱，水一盏，煎八分，去滓服，取微利。如目赤睛疼，加白茯苓、嫩竹叶泻肝余之气。

桂枝红花汤（四）　妇人伤寒，发热恶寒，四肢拘急，口燥舌干，经脉凝滞，不得往来。

桂心　芍药　甘草（炙）各三两　红花一两

上锉如麻豆大。每服抄五钱匕，以水一盏半，生姜四片、枣二枚，煎至七分，去渣服，良久再服，汗出而解。

黄芩芍药汤（五）　治妇人伤寒，口燥咽干，腹满，不思饮食。

黄芩　白芍药　白术　干地黄各一两

上锉如麻豆大。每服抄五钱匕，以水一盏，煎至七分，去滓温服。寒则加生姜同煎服。

柴胡当归汤（六）　妇人伤寒喘急，烦躁，或战而作寒，阴阳俱虚，不可下。

柴胡三两　白术二两　人参　甘草（炙）　当归　赤芍药各一两　五味子　木通各半两

上锉如麻豆大。每服抄五钱匕，以水一盏半，生姜四片、枣子二枚，煎至七分，去滓温服。

干地黄汤（七）　妇人伤寒差后，犹有余热不去，谓之遗热。

干地黄　大黄　黄连　黄芩各一两　柴胡（去芦）　白芍药　甘草各一两半（炙）

上擣为粗末。每服抄四钱匕，以水一盏半，煎至七分，去滓温服，取溏利汗出解。

烧裩散（八） 妇人伤寒未平复，因交合，里急，腰胯连腹内痛，名曰阴阳易。

男子裩裆烧灰

上一味，以水和服方寸匕。男子用妇人裩裆烧灰，小便利，阴头肿即愈。

青竹茹汤（九） 妇人病未平复，因有所动，致热气上冲胸，手足拘急搐搦，如中风状。

栝楼根（无黄根者）二两 青竹茹（刮）半升（淡竹者）

上以水二升半，煎取一升一合，去滓，作二三次服。

当归白术汤（十） 妇人未平复，因有所动，小腹急痛，腰胯疼，四肢不任，举动无力，热发者。

白术一分 当归一分 桂枝一分（去皮） 附子一分（生，去皮，破八片） 生姜半两 甘草一分（炙） 芍药一分 人参一分 黄耆一分

上锉如麻豆大。以水三升，煎取一升半，去滓，通口服一汤盏，食顷再服，温覆微汗差。

妊妇伤寒药方

妊妇伤寒，仲景无治法，用药宜有避忌，不可与寻常妇人一概治之也。

加减四物汤（十一） 妊妇产前腹痛，及治月事或

多或少，或前或后，胎气不安，产后血块不散，或亡血过多，或恶露不下，宜此服之。

当归（切，焙） 川芎 熟干地黄 白芍药各一两

上捣为粗末。每服四钱，水一盏半，煎至八分，取六分清汁，带热服，日二三，以知为度。若妊妇下血，即入艾五七叶、阿胶末一钱匕同煎服，如前法；疾势甚大，散药不支，以四味各半两细锉，以水四盏，煎至二盏半，去滓，分四服，热吃，食前服，一日之中令尽，以和为度。平常产乳，服至三腊止；如虚弱，血脏不调，至一月止。因虚致热，热与血搏，口舌干渴欲饮水，加栝楼一两、麦门冬三分；腹中刺痛，恶物不下，加当归、芍药各一分；血崩，加地黄、蒲黄各一两；因热生风，加川芎一分、柴胡半两；身热脉躁，头昏项强，加柴胡、黄芩各半两；秘涩，加大黄半两、桃仁一分炒；滑泻，加桂、附各一分；发寒热，加干姜、牡丹皮、芍药各一分；呕，加白术、人参各半两；腹胀，加厚朴、枳实各一分；虚烦不得眠，加竹叶、人参各一分；躁大渴，加知母、石膏各半两；水停心下，微吐逆，加猪苓、茯苓、防己各一分；虚寒状类伤寒，加人参、柴胡、防风各三分。

阿胶散（十二） 妊妇伤寒。安胎。

阿胶（炒） 桑寄生 吴白术 人参 白茯苓各等分

上为细末。煎糯米饮调下二钱匕，日进二服愈。

白术散（十三） 妊妇伤寒。安胎。

白术　黄芩各等分（新瓦上并同炒香）

上捣罗为末。每服三钱匕，水一中盏，生姜三片、大枣一枚拍破，同煎至七分，温服。但觉头疼发热，便可服三二服即差。唯四支厥冷阴证见者未可服。

葱白汤（十四）　妊妇伤寒，憎寒发热，当发其汗。

葱白十茎　生姜二两（切）

上锉如麻豆大。以水二盏，煎至一盏，连服取汗。

苏木汤（十五）　妊妇伤寒，或中时行，洒淅作寒，振栗而悸，或加哕者。

赤芍药　陈橘皮　黄芩　宣黄连　甘草（炙）　苏木各一两

上为粗末。每服抄五钱匕，以水一盏半，煎至八分，去滓温服，汗出差。若胎不安，兼服阿胶散。

黄龙汤（十六）　妊妇寒热头疼，嘿嘿不欲饮食，胁下痛，呕逆痰气；及产后伤风，热入胞宫，寒热如疟；并经水适来适断，病后劳复，余热不解。

柴胡一两　黄芩　人参　甘草（炙）各一分半

上锉如麻豆大。每服五钱，水一盏半，煎一盏，去滓温服。

柴胡石膏汤（十七）　妊妇伤暑，头痛恶寒，身热躁闷，四肢疼痛，背项拘急，唇口干燥。

柴胡四两　甘草二两　石膏八两

上为粗末。每服三钱，水一盏，生姜五片，煎至六分，去滓温服，不拘时。若气虚体冷者，加人参四两。

枳实散（十八） 妊妇伤寒，四日至六日已来，加心腹胀，上气，渴不止，食饮不多，腰疼体重者。

枳实一两（炒微黄） 麦门冬半两（去心） 陈橘皮三分（汤浸，去白瓤，焙）

上粗末。每服三钱，以水一中盏，入生姜半分、葱白七寸，煎至六分，去滓温服。

旋覆花汤（十九） 妊妇伤寒，头目旋疼，壮热心躁。

旋覆花半两 白术三分 前胡一两（去芦） 黄芩三分 人参三分（去芦） 麻黄三分（去根节用） 赤芍药半两 石膏一两 甘草半两（炙微赤）

上捣为粗末。每服四钱，用水一盏半，入生姜半分，煎至六分，去柤服。

麦门冬汤（二十） 妊妇伤寒壮热，呕逆头疼，不思饮食，胎气不安者，宜此主之。

人参一两 石膏一两 前胡三分 黄芩三分 葛根半两 麦门冬半两（去心）

上锉如麻豆大。每服五钱，水一盏半，入生姜四片、枣子二枚、淡竹茹一分，煎至八分，去滓温服。

栀子大青汤（二十一） 妊妇发斑，变为黑色。

升麻 栀子仁各二两 大青 杏仁（去皮尖） 黄芩各一两半

上锉如麻豆大。每服五钱匕，以水一盏半，细切葱白三寸，煎至一盏，去滓温服。

芦根汤（二十二） 《千金》治妊娠头痛壮热，心烦呕吐，不下食。

知母四两　青竹茹三两

上锉如麻豆大。每服五钱，水一小盏半，入生芦根一握、粳米一撮，煎至一盏，去柤服尽，更作差止。

涂脐法（二十三）　治妊娠遭时疾，身大热。涂之令子不落。

取灶中黄土，水和涂，干复涂之。一方，酒和涂方五寸。又泔清和涂之并佳。

葱白豉汤（二十四）　治妊娠热病。

葱白二两半　豉半升

上以水三升，煎取一升，分二服取汗。

葱白一物汤（二十五）　治妊娠热病。亦主安胎。若胎已死者，服之须臾即胎出也。

葱白一把，水一升，煮令熟，服之取汗，食令尽。

伏龙肝散（二十六）

用伏龙肝鸡子许，水调服之。伏龙肝，即灶下黄土是也。

葛根一物饮（二十七）　治妊娠热病烦闷。

葛根汁，每服一小盏，如人行五里进一服。无生葛，用干葛㕮咀，煎浓汁服。

栀子五物汤（二十八）　《广济》疗妊娠伤寒，头痛壮热。

栀子　前胡　知母各二两　黄芩一两　白石膏四两

上锉如麻豆大。每服抄五钱匕，用水一小盏半，煎至一盏，去滓服。

前胡七物汤（二十九）　治妊娠伤寒头痛，支节痛，壮热。

前胡　知母　栀子仁各二两　石膏四两　大青　黄芩各一两半

上锉如麻豆大。每服五钱匕，水一盏半，入葱白三茎，煎至一盏，去滓温服。

升麻六物汤（三十）　《急救》疗妊娠七月，伤寒壮热，赤斑变黑，溺血。

升麻　栀子仁各二两　大青　杏仁（去皮尖）　黄芩各一两半

上锉如麻豆大。每服五钱，水一盏半，入葱白三茎，煎至一盏，去滓温服。

产后药方

阳旦汤（三十一）　治妇人产后伤风，十数日不解，头微痛，恶寒，时时有热，心下坚，干呕汗出，宜用阳旦汤。方见第十八卷中。

治痉法（三十二）　疗妇人产后血虚多汗，喜中风，身体强直，口噤，背反强，作痉治之。法见第六卷第十三问中。

又方　用荆芥末三钱，温酒调下，不瘥再服。

神功丸（三十三）　治妇人产后亡津液，大便多秘，或谵言烦躁。不可用汤液，宜神功丸用米汤吞下。方见第十八卷中。

桂心牡蛎汤（三十四）　妇人产后头疼，身体发热。兼治腹内拘急疼痛。

桂心三两　牡蛎（煅）　白芍药　干地黄各五两　黄芩二两

上锉如麻豆大。每服抄五钱匕，以水一盏半，煎至一盏，去滓温服。

蜀漆汤（三十五）　治妇人产后寒热往来，心胸烦满，骨节疼痛，及头疼壮热，日晡加甚，又如疟状。

蜀漆叶一两　黄芪五两　桂心　甘草（炙）　黄芩各一两　知母　芍药各二两　生地黄一斤

上锉如麻豆大。每服抄五钱匕，用水一盏半，煎至一盏，去滓温服。

增损柴胡汤（三十六）　妇人产后虚羸，发寒热，饮食少，腹胀等疾。

柴胡三钱　人参　甘草（炙）　半夏（汤泡）　白芍药　陈橘皮　川芎各三分

上锉如麻豆大。每服抄五钱匕，以水一大盏，生姜三片、枣子一枚，煎至七分，去滓，食后温服，日三服。

竹叶防风汤（三十七）　妇人产后伤风，发热面赤，喘而头疼者。

竹叶半把　葛根一两半　防风　桔梗　桂枝（去皮）　人参　甘草（炙）各半两

上为粗末。每服四钱，水一盏半，生姜三片、枣子一枚，煎至八分，去滓温服。使汗出颈项强，用附子炮去皮脐，锉如豆大，抄一大钱同煎；呕，加半夏一钱。

三物黄芩汤（三十八）　治妇人草蓐中伤风，四肢苦烦热，头疼，与小柴胡汤；头不疼，但烦，宜用此服之。

黄芩半两　苦参一两　干地黄二两

上锉如麻豆大。每服四钱，水一盏半，煎八分服之。

小柴胡汤（三十九）　治妇人产后亡血汗多，故令郁冒，其脉微弱，不能食，大便反坚，但头汗出，所以然者，血虚而厥，厥而必冒，冒家欲解，必大汗出，以血虚下厥，孤阳上出，故但头汗出。所以产妇喜汗出者，亡阴血虚，阳气独盛，故当汗出，阴阳乃复。所以便坚者，呕不能食也，宜小柴胡汤主之。

干姜柴胡汤（四十）　治妇人伤寒，经脉方来初断，寒热如疟，狂言见鬼者。

柴胡四两（去芦）　栝楼根二两　桂枝一两半　牡蛎一两（熬）　干姜一两（炮）　甘草（炙）一两

上锉如麻豆大。每服五钱，水一盏半，煎至七分，去滓温服。初服微烦，再服汗出而愈。

海蛤散（四十一）　治妇人伤寒，血结胸膈，揉而痛不可抚近。妇人血结胸，法当刺期门，仲景无药方治法。此方疑非仲景，然其言颇有理，姑存焉。

海蛤　滑石　甘草各一两（炙）　芒硝半两

上捣罗为散。每服二钱，鸡子清调下。小肠通利，则胸膈血散；膻中血聚，则小肠壅；小肠既壅，膻中血不流行，宜此方。小便利，血数行，宜桂枝红花汤，发其汗则愈。

卷之二十

此一卷论小儿伤寒。小儿大人，治法一般，但小分剂，药性差凉耳。寻常风壅发热，鼻涕痰嗽，烦渴，惺惺散主之。咽喉不利，痰实咳嗽，鼠粘子汤主之。头额身体温热，大便黄赤，腹中有热，四顺散、连翘饮、三黄丸主之。头额身体温热，大便白而酸臭者，胃中有食积，双丸主之。小儿无异疾，唯饮食过度，不能自节，心腹胀满，身热头痛，此双丸悉治之。小儿身体潮热，头目碎痛，心神烦躁，小便赤，大便秘，此热剧也，洗心散、调胃承气汤主之。头疼发热而偎人恶寒者，此伤寒证也，升麻汤主之；无汗者，麻黄黄芩汤；有汗者，升麻黄芩汤，皆要药也。小儿寻常不可过服凉药，胃冷虫动，其证与惊相类。医人不能辨，往往复进惊药，如脑麝之类，遂发吐胃虚，而成慢惊者多矣。小儿须有热证，方可疏转，仍慎用丸子药利之，当以大黄、川芎等㕮咀作汤液，以荡涤蕴热。盖丸子巴豆，乃攻食积耳。

洗心散（一）　治遍身壮热，头目碎痛，背髆拘急，大热冲上，口苦唇焦，夜卧舌干，咽喉肿痛，涕唾稠粘，痰壅，吃食不进，心神躁热，眼涩睛疼，伤寒鼻塞，四肢沉重，语声不出，百骨节疼痛，大小便不利；麸豆疮，时行温疫，狂语多渴；及小儿天吊风、夜惊，并宜服之。

当归四两（炒）　芍药四两（生用）　甘草四两（炙）　荆芥四两　白术一两（炒）　麻黄四两（去节，炒）　大黄四两（以米泔水浸一炊间，漉出令干，慢炒取熟）

上捣罗为细末。每服抄二钱，水一盏，生姜一片、薄荷二叶，同煎至八分，放温，和滓服了，仰卧，仍去枕少时。如五脏壅实，煎四五钱匕；若要溏转，则热服。

惺惺散（二）　治小儿风热，及伤寒时气，或疮疹发热。

桔梗　细辛　人参　白术　栝楼根　甘草（炙）　白茯苓　川芎各等分

上捣罗为末。每服二钱，用水一盏，生姜二片、薄荷二叶，同煎七分服。三岁已下，作四五服；五岁已上，分二服。凡小儿发热，不问伤风风热，先与此散数服，往往辄愈。

四顺散（三）　解大人、小儿膈热。退壅盛，凉心经。

大黄（蒸）　甘草（炙）　当归（洗）　芍药

上各等分，为细末。每服二钱，以水一盏，薄荷二叶，煎至七分温服，小儿量岁数与之。

麻黄黄芩汤（四）　小儿伤寒无汗，头疼，发热恶寒。

麻黄（去节）一两　黄芩　赤芍药各半两　甘草

（炙） 桂枝（去皮）各一分

上捣罗为细末。每服二钱，滚水调下，日三服。兼治天行热气，生豌豆疮不快，益烦躁昏溃，或出时尚身疼热者。

升麻黄芩汤（五） 治小儿伤风有汗，头疼，发热恶寒。

升麻 葛根 黄芩 芍药各三钱 甘草一钱半（炙）

上锉如麻豆大。每服二钱，以水一中盏，煎至六分，去滓温服。若时行疮豆出不快，烦躁不眠者，加木香一钱五分。

甘露饮子（六） 治胃中客热口臭，不思饮食，或饥烦不欲食，齿龈肿疼脓血，舌口咽中有疮，赤眼，目睑重不欲开，疮疹已发未发，并宜服。

熟干地黄 生干地黄 天门冬 麦门冬（并去心，焙） 枇杷叶（去毛） 枳壳（麸炒，去瓤） 黄芩 石斛（去苗） 山茵陈 甘草（炙）各等分

上为细末。每服二钱，水一盏，煎至六分，去滓温服，食后临卧。

双丸（七） 治小儿身热头痛，饮食不消；腹胀满；或心腹疼痛，大小便不利；或下重数起未差，可再服。小儿蒸候，哺食减少，气息不快，夜啼不眠，是腹内不调，并宜用此丸下之。

甘遂半两 朱砂一钱（另研） 麦门冬二两半（去心） 蕤核（去仁，另研）四两半 牡蛎二两（煅）

甘草一两一分（炙）　巴豆六十枚（去皮心膜研，新布绞去油，日中晒之，白如霜者）

上麦门冬、甘草、甘遂、牡蛎四味为细末，入巴豆、朱砂、蕤仁合和捣二千杵，更入少蜜捣和极熟，旋丸。半岁儿，服如荏子大一双；一岁儿，服如半麻子大，分为一双服；如二岁，麻子大一枚，分一双；三四岁者，服如麻子大二丸；五六岁者，服如大麻子大二丸；七八岁者，如小豆大二丸；十岁，微大于小豆二丸。当以鸡鸣时服，如至日出时不下者，热粥饮服数合投之即下。药丸皆双出也。下利甚者，浓煎冷粥，饮之便止。

石膏麻桂汤（八）　治小儿伤寒未发热，咳嗽，头面热。

麻黄一两（去节，汤泡）　甘草半两（炙）　石膏半两　芍药半两　桂心一分　黄芩一两　杏仁十枚（去皮尖）

上七味为散。每服二钱，水一中盏，入生姜二片，煎半盏，去滓服。儿若甚小，以意增减之。

连翘饮（九）　治小儿一切热。

连翘　防风　甘草（炙）　山栀子各等分

上件捣罗为末。每服二钱，水一盏半，煎七分，温服。

麦门冬汤（十）　治少小未满百日，伤寒鼻衄，身热呕逆。

麦门冬三分（去心）　石膏　寒水石　甘草各半两

（炙） 桂心三钱半

上锉如麻豆大。每服三钱，水一盏，煎七分，温服。

十物升麻汤（十一） 治小儿伤寒变热毒病，身热面赤口燥，心腹坚急，大小便不利，或口疮，或因壮热，便四支挛掣惊，仍作痫疾，时发时醒，醒后身热如火者。

升麻 白薇 麻黄（去根节） 萎蕤 柴胡 甘草各半两（炙） 黄芩一两 朴硝 大黄 钩藤各一分

上锉如麻豆大。每服三钱，水一盏，煎至七分；去滓，下硝再煎化温服。

六物黄芩汤（十二） 治少小腹大短气，热有进退，食不安谷，为之不化。

黄芩 大青 甘草（炙） 麦门冬 石膏各半两 桂心三钱

上锉如麻豆大。每服三钱，水一盏，煎七分，温服。

五物人参饮（十三） 治小儿天行壮热咳嗽，心腹胀满。

人参 甘草（炙）各半两 麦门冬一两（去心） 生地黄一两半（如无，只用生干地黄半两）

上锉如麻豆大。每服三钱，水一盏，入茅根半握，煎至七分，去滓温服。

八物麦门冬饮（十四） 治小儿天行壮热，咳嗽心烦。

麦门冬三两（去心）　甘草（炙）　人参各一分　紫菀　升麻各二两　贝母一分半

上锉如麻豆大。每服三钱，水一盏，入茅根半握，煎至七分；去滓，再入竹沥少许重煎服。

枣叶饮（十五）　治小儿天行壮热五日以后，热不歇者。

枣叶半握　麻黄半两（去根节）　豉一合　葱白（切）一合

上件用童子小便二盏，煎至一盏，去滓，分二服。

卷之二十一

此一卷论小儿疮疹。疮疹与伤寒相类，头疼身热，足冷脉数，疑似之间，只与升麻汤。缘升麻汤解肌，兼治疮子，已发未发皆可服，但不可疏转，此为大戒。伤寒身热，固不可下；疮疹发热在表，尤不可转。世人不学，乃云初觉，以药利之，宣其毒也，误矣。又云疮豆已出，不可疏转，出得已定，或脓血大盛，却用疏利，亦非也。大抵疮疹首尾皆不可下，小儿身热耳冷尻冷，咳嗽，辄用利药，即毒气入里杀人，但与化毒汤、紫草木通汤、鼠粘子汤。出得大盛，即用犀角地黄汤解之。若疮豆出不快，烦躁不得眠者，水解散、麻黄黄芩汤、升麻黄芩汤、活血散主之。黑疮倒靥，猪尾膏、无比散、龙脑膏子，无不验也。若热毒攻咽喉痛，如圣汤。疮豆入眼，决明散、拨云散、密蒙花散、通圣散、蛤粉散主之。治疮疹法无出此矣。

升麻汤（十六）　治伤寒中风头痛，憎寒壮热，支体痛，发热畏寒，鼻干不得睡。兼治小儿大人疮疹已发未发，皆可服。兼治寒暄不时，人多疾疫，乍暖脱着；及暴热之次，忽变阴寒，身体疼痛，头重如石。本方四味见杂方第十六卷中。

犀角地黄汤（十七）　治伤寒及温病，应发汗而不发汗，内有瘀血者；及鼻衄吐血不尽，内有余瘀血，面黄，大便黑者。此方主消化瘀血，兼治疮疹出得太盛，以此方解之。本方四味，方在杂方第十八卷中。

麻黄黄芩汤（十八）　治小儿天行热气生豌豆疮不快，益烦躁昏愦，或出尚身疼热者。本方五味，在小儿方第二十卷中。

升麻黄芩汤（十九）　治小儿时行疮豆出不快。烦躁不眠，加木香一钱五分。本方五味在小儿方第二十卷中。

化毒汤（二十）　治小儿疮豆已出未出，并皆服之。

紫草（嫩者）　升麻　甘草（炙）各半两

上锉如麻豆大。以水二盏，糯米五十粒，煎至一盏，去滓温服。

紫草木通汤（二十一）　治小儿疮疹。

紫草（去芦）　木通　人参　茯苓（去皮）　糯米各等分　甘草半之

上锉如麻豆大。每服四钱匕，以水一盏半，煎至一盏，去滓温服。

鼠粘子汤（二十二）　治疹豆欲出未能得透，皮肤热气攻咽喉，眼赤心烦者。

鼠粘子四两（炒香）　甘草一两（炙）　防风半两　荆芥穗二两

上捣罗为末。每服二钱，沸汤点服，食后临卧，逐日三服。大利咽膈，化痰涎，止嗽。若春冬间常服，免生疮疖。老幼皆宜服。

水解散（二十三） 治天行头痛壮热一二日。兼治疱疮未出烦躁，或出尚身体发热。

大黄 黄芩 桂心 甘草（炙） 芍药各二两 麻黄四两（去节，汤泡，焙秤）

上捣罗为末。患者以生熟汤浴讫，以暖水调下二钱，相次二服，得汗利便差。强实人服二方寸匕。此调风实之人，三伏中宜用。若去大黄，即春夏通用。

活血散（二十四） 治疮子或出不快。

用白芍药末一钱，酒调；如欲止痛，用温熟水调下。

猪尾膏（二十五） 治疮子倒靥。

用小猪儿尾尖刺血一两点，入生脑子少许同研，新水调下立效。

无比散（二十六） 治疮疹恶候不快，及黑疮子，应一切恶候。

牛黄 麝香 龙脑 腻粉各一分（研细） 朱砂一两（先研如粉）

上为极细。如有患者，小儿一字，大人半钱，水银少许，同小豮猪尾上血三两滴，新汲水少许同调服。先宁稳得睡，然后取转下如烂鱼肠、蒲桃穗之类涎臭恶物便安。小儿用奶汁滴尤妙。

龙脑膏子（二十七） 治时疾发豌豆疮，及赤疮子未透，心烦狂躁，气喘妄语，或见鬼神，或已发而陷伏，皆宜速治。不尔，毒入脏必死。

生龙脑一钱

上细研，旋滴猪心血和丸，鸡头肉大。每服一丸。心烦狂躁者，用紫草汤化下；若疮子陷伏者，用温酒化下。少时心神便定得睡，疮疹发透，依常将息也。

如圣汤（二十八）　治小儿疮疹，毒攻咽喉肿痛。

桔梗一两　牛蒡子（炒）一两　甘草（生）一两　麦门冬（去心）半两

上为细末。每服二钱，沸汤点，细细呷服。入竹叶煎服尤妙。

决明散（二十九）　治疹痘疮入眼。

决明子一分　栝楼根半分　赤芍药一分　甘草一分（炙）

上捣罗为末。每服半钱，蜜水调下，日进三服。

拨云散（三十）　治疹痘疮入眼，及生翳。

桑螵蛸（真者）一两（炙令焦，细研）

上捣罗为细末，入麝香少许令匀。每服二钱，生米泔调下，临卧服之。

密蒙花散（三十一）　治疹痘疮并诸毒气入眼。

密蒙花一钱半（净）　青葙子　决明子　车前子各半钱

上为细末，用羊肝一片，破开作三片，掺药令匀，却合作一片，以湿纸七重裹，煻灰火中煨熟。空心食。

通圣散（三十二）　治疹痘疮入眼，及生翳。

白菊花一两（如无，则甘菊花代之，然不如白菊）绿豆皮　谷精草（去根）各一两上捣罗为末。每服用一大钱，干柿一个、生粟米泔一盏，共一处煎，候米泔尽，只将干柿去核吃之，不拘时候，一日可吃三枚。日浅者，五七日可效；远者，半月余矣。

蛤粉散（三十三） 治小儿疮子入眼。

谷精草 蛤粉各等分

上为末。每服一钱匕，猪肝二两许，批开掺药，卷了青竹叶裹，麻缕缠定，水一碗煮令熟，入收口瓷瓶内，熏眼，候温取食，日作，不过十日退。

卷之二十二

无闷居士李子建撰
新安师古吴勉学校

伤寒十劝

一　伤寒头疼又身热，便是阳证，不可服热药。

伤寒传三阴三阳共六经，内太阴病头不疼，身不热；少阴病有反发热，无头疼；厥阴病有头疼，而无发热，故知头疼又身热即是阳证，若投热药，必不救。

二　伤寒当直攻毒气，不可补益。

邪气在经络中，若随证早攻之，只三四日痊安。医者乃妄谓先须正气，却行补益，使毒气流炽致杀人。

三　伤寒不思饮食，不可服温脾药。

伤寒不思饮食，自是常事，终无饥死之理，如理中丸之类，亦不可轻服。若阳病服之，致热气增重，或致不救。

四　伤寒腹痛亦有热证，不可服温暖药。

《难经》云：痛为实。故仲景论腹满时痛之证，有曰痛甚者加大黄。夫痛甚而反加大黄，意可见也。惟身冷厥逆而腹痛者，方是阴证，须消息之。每见医者多缘腹痛，便投热药，而致杀人也。

五　伤寒自利，当看阴阳证，不可例服补暖及止泻药。

自利惟身不热、手足温者，属太阴；身冷四逆者，属少阴、厥阴外，其余身热下利，皆是阳证，当随证依仲景法治之。每见医者多缘下利，便投暖药及止泻药而杀人。

六　伤寒胸胁痛及腹胀满，不可妄用艾灸。

常见村落间有此证，无药，便用艾灸，多致毒气随火而炽，膨胀发喘而死。不知胸胁痛自属少阳，腹膨胀自属太阴也。此外惟阴证乃可灸耳。

七　伤寒手足厥冷，当看阴阳，不可一例作阴证治。有阴厥，有阳厥，医者少能分辨。阳厥而投热药，杀人速于用刃。盖阳病不至于极热，不能发厥，仲景所谓热深者厥深也。热深而更与热药，宁复有活之理。但看初得病而身热，至三日以后，热气已深，大便秘，小便赤，或谵语昏愦，及别有热证，而反发厥者，必是阳证也，宜急用承气汤下之。若初得病身不热，大便不秘，自引衣盖身，或下利，或小便数，不见热证而厥逆者，即是阴厥也，方可用四逆汤之类。二厥所以使人疑者，缘脉皆沉。然阳厥脉沉而滑，阴厥脉沉而弱；又阳厥时复指爪却温，阴厥常冷，此为可别也。

八　伤寒已在里，即不可轻用药发汗。

伤寒证须看表里，如发热恶寒，则是在表，正宜发汗；如不恶寒，反恶热，则是里证。若医者一例发汗，则所出之汗不是邪气，皆是真气，邪气未除，而真气先涸，死者多矣。又半在表半在里之证，及无表里之证，不惟皆不可下，仍亦皆不可汗，但当随证而治之可也。

九　伤寒饮水为欲愈，不可令病人恣饮过度。

病人大渴，当与之水，以消热气，故仲景以饮水为欲愈。人见此说，遂令病人纵饮，由是为呕，为哕，为咳逆，为下利，为肿，为悸，为水结，为小便不利者多矣。且如病人欲饮一碗，只可半碗之水，少少与之为善也。

十　伤寒初差，不可过饱及劳动，或食羊肉及行房事，与食诸骨汁并饮酒。

病方愈，脾胃尚弱，食而过饱，不能消化，病即再来，谓之食复。病方愈，气血尚虚，劳动太早，病亦再来，谓之劳复。又伤寒食羊肉，行房事，并死。食诸汁，饮酒者，再病之也。

予每念父祖俱死于伤寒，乃取仲景所著，深绎熟玩，八年之后，始大通悟，阴阳经络，病证药性，俱了然于胸中。缘比年江淮之民，冒寒避寇，得此疾者颇众。兹依仲景法，随证而施之药，所活不啻数百人，乃知伤寒本无恶证，皆是妄投药剂所致。因追悼父祖之命，皆为庸医所杀，而又叹人无间于贫富贵贱，于此不能自晓，则轻付一命于庸工之手也。今辄摭其流弊多误，有害于命者，略开其说，目曰《伤寒十劝》，其言不欲成文，冀人易晓而以为深戒云。

伤寒药性

（注中圈者《神农本经》，不圈者诸家说）

玉石部

代赭寒，无毒　消石（寒）大寒，无毒　禹余粮（寒平）无毒　芒硝大寒　滑石（寒）大寒，无毒　金箔平，无毒，生金有毒　铅丹（微寒）　雌黄（平）大寒，无毒　信砒信州砒霜，温，有毒　太阳石　硫黄（温）大热，有毒　梁上尘微寒，无毒　太阴石　劳水又名甘烂水　太阴玄精温，无毒　玄精石　矾石（寒）无毒　赤消无毒，消石生于赤山　赤石脂大温　水银（寒）有毒　雄黄（平寒）大温，有毒　灶突墨无毒　釜底煤无毒　石膏（微寒）大寒，有毒

草部

甘草（平）无毒　人参（微寒）微温，无毒　天门冬（平）大寒，无毒　牛膝（平）无毒　柴胡（平）微寒，无毒　麦门冬（平）微寒，无毒　泽泻（寒）无毒　升麻（平）微寒，无毒　山茵陈（平）微寒，无毒　芎䓖（温）无毒　黄连（寒）微寒，无毒　干地黄（寒）无毒，生者大寒　防风（温）无毒　苁蓉（微温）无毒　木香青木香，温，无毒　茜根（寒）无毒　干姜（温）大热，无毒　薏苡仁（微寒）无毒　葛根（平）无毒　萎蕤（平）无毒　五味子温，无毒　黄耆（微温）无毒　细辛（温）无毒　独活羌活附（平）微温，无毒　菖蒲（温）无毒　生姜微温　栝楼子冷，无

毒　苦参（寒）无毒　当归（温）大温，无毒　麻黄（温）微温，无毒　瞿麦（寒）无毒　通草、木通（平）无毒　芍药（平）微寒，有小毒　百合（平）无毒　贝母（平）微寒，无毒　白芷、吴白芷（温）无毒　知母（寒）无毒　牡丹（寒）微寒，无毒　白薇（平）大寒，无毒　紫菀（温）无毒　荛花（寒）微寒，有毒　藁本（温）微温微寒，无毒　石苇（平）无毒　蜀漆（平）微温，有毒　茴香怀香子是，平无毒　茅花（温）无毒　大黄（寒）大寒，无毒　半夏（平）生微寒；熟温，有毒　熟艾（温）无毒　桔梗（微温）有小毒　乌头（温）大热，有大毒　海藻（寒）无毒　常山（寒）微寒，有毒　附子（温）大热，有大毒　连翘（平）无毒　大戟（寒）大寒，有毒　天雄（温）大温，有大毒　商陆（平）有毒　甘遂（寒）大寒，有毒　白药子（温）无毒，又云冷　玄参（微寒）无毒　葶苈（寒）大寒，有毒　旋覆花（温）微冷利，有小毒　黄芩（平）寒，无毒　前胡（微寒）无毒　白头翁（温，无毒）有毒　艾汁（微温）无毒　地榆微寒，无毒　蒺藜子（温）微寒，无毒　防己（平）温，无毒　泽漆微寒，无毒　栝楼根（寒）无毒　京三棱（平）无毒　荜澄茄温，无毒　青葙子（微寒）无毒　天南星（平）有毒　高良姜大温　射干一名乌扇（平）微温，有毒　大青大寒，无毒　白术、苍术《本草》不分二药性，但总云术（温）无毒

木部

槐子（寒）无毒　桂枝大热，有小毒　茯苓（平）无毒　酸枣仁（平）无毒　竹叶（平）大寒，无毒　五加皮（温）微寒，无毒　黄柏（寒）无毒　栀子（寒）大寒，无毒　蔓荆子（微寒）平温，无毒　猪苓（平）无毒　枳实（寒）微寒，无毒　海桐皮平，无毒　槟榔温，无毒　厚朴（温）大温，无毒　大腹皮微温，无毒　沙木温，无毒　芫花（温）微温，有小毒　诃子皮温，无毒　皂荚（温）有小毒　枳壳微寒，无毒　梓白皮（寒）无毒　竹茹微寒　紫葳（微寒）无毒　茱萸、吴茱萸（温）大热，有小毒　茶微寒，无毒　秦皮（微寒）大寒，无毒　巴豆（温）生温，熟寒，有毒　沉香微温　杜仲（平）温，无毒　蜀椒、川椒（温）大热，有毒

人部

小便凉，又云寒　裩裆《本草》不载其性

兽部

麝香（温）无毒　龙骨（平）微寒，无毒　阿胶（平）微温，无毒　猪胆微寒　鼠屎微寒凉，无毒　犀角（寒）微寒，无毒　羖羊角（温）微寒，无毒

禽部

鸡子平，微寒，无毒

虫鱼部

蜂窠（平）有毒　牡蛎（平）微寒，无毒　水蛭（平）微寒，有毒　鳖甲（平）无毒　鼠妇（温）微

寒，无毒　蜜（平）微温，无毒　文蛤平，无毒　萤火微温，无毒　五灵脂（温）无毒　蛲螂寒，有毒　干蝎平，有毒　䗪虫（寒）有毒　虻虫（平）有毒

果部

橘皮（温）无毒　枣子（平）无毒　乌梅暖，无毒　木瓜温，无毒　桃仁（平）无毒　李根白皮大寒　杏仁（温）冷利，有毒　橘叶《本草》不著橘叶性，据橘柚性（温）无毒　荷叶《本草》不著荷叶性，据藕实茎性（平）寒，无毒

米谷部

麻人（平）无毒　粳米平，无毒　赤小豆平，无毒　小麦微寒，无毒　胶饴微温　酒大热，有毒　豉寒、无毒　醋又名苦酒，无毒

菜部

瓜蒂（寒）有毒　韭根温，无毒　香薷微温，无毒　荆芥温，无毒　紫苏温　葱白平　薤白冷，无毒　连须葱白寒

妇人药性

海蛤（平）无毒　苏木平，无毒　伏龙肝微温，又注云：热，微毒　桑白皮（寒）无毒　桑寄生（平）无毒　蜀漆叶微温，有毒　芦根寒，无毒　宣连宣州黄连，性同前黄连

小儿药性[①]

朱砂微寒，无毒　脑子即下龙脑　龙脑微寒，一云温平，无毒　蛤粉冷，无毒　钩藤微寒，无毒　蕤核（温）微寒，无毒　石斛（平）无毒　牛黄（平）凉，有小毒　牛蒡子平，无毒　糯米微寒　枣叶温，无毒　枇杷叶平，无毒　紫草（寒）无毒　薄荷温，无毒　鼠粘子平，无毒，即牛蒡　腻粉冷，无毒　白菊花（平）无毒　决明子（平）微寒，无毒　绿豆皮寒，无毒　谷精草温，无毒　密蒙花平，微寒，无毒　羊肝《本草》不著羊肝性，据羊肝，性平　桑螵蛸（平）无毒　猪尾血《本草》不著猪尾血性，据诸血，性平

---

① 小儿药性：至“据诸血性平”此173字原脱，据徐镕本补。

出版说明

中医古籍文献是中医药学继承、发展、创新的源泉，然而，中医古籍文献的整理研究工作，特别是对珍本古医籍全面系统的挖掘、整理研究工作一直较为薄弱。所以，《中医药事业发展“十一五”规划》明确提出：“系统开展文献整理研究，重点对500种中医药古籍文献进行整理与研究。”基于此，我社策划了“100种珍本古医籍校注集成”项目，重点筛选出学术价值、文献价值、版本价值较高的100种亟待抢救的濒危版本，珍稀版本以及中医古籍中未经整理排印的有价值的，或者有过流传但未经整理或现在已难买到的版本，进行点、校、注的工作，进而集成出版。

珍本古医籍整理出版是中医药继承创新的基础，是行业发展的必需。对中医古籍文献的整理出版工作既可以保存珍贵的中医典籍，又可以使前人丰富的知识财富得以充分的研究与利用，广泛流传，服务于现代临床、科研及教学工作。为了给读者呈献最优秀的中医古籍整理作品，我社组织权威的中医文献专家组成专家委员会，选编拟定出版书目；遴选文献整理者对所选古籍进行精心校勘注释；成立编辑委员会对书稿认真编辑加工、校对。希望我们辛勤的工作能够给您带来满意的古籍整理作品。

“100种珍本古医籍校注集成”项目得到了国家中医药管理局、中国中医科学院有关领导和全国各地的古籍文献整理者的大力支持，并被列入“十二五”国家重点图书出版规划项目。该项目历时两年，所整理古医籍即将陆续与读者见面。在这套集成付梓之际，我社全体工作人员对给予项目关心、支持和帮助的所有领导、专家、学者表示最真诚的谢意。

中医古籍出版社

2012年3月